LE TRAITEMENT
DES
PLAIES DE GUERRE DU POUMON
DANS LA ZONE DE L'AVANT

TRAITEMENT CHIRURGICAL

MÉTHODE DE MORELLI

PAR

Le Docteur Maurice SOURICE

PARIS
VIGOT FRÈRES, ÉDITEURS
23, RUE DE L'ÉCOLE-DE-MÉDECINE

1919

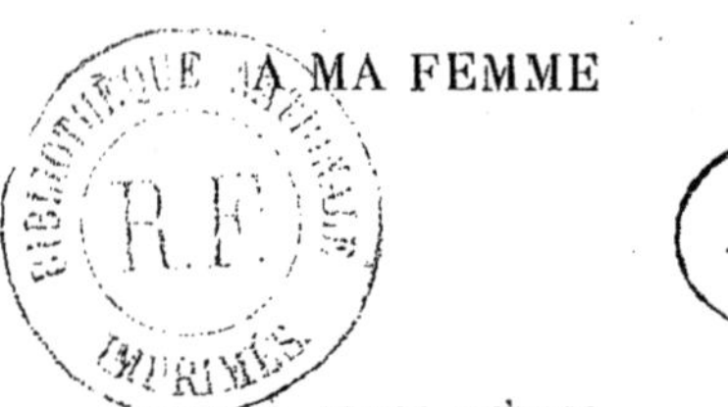

A MA FEMME

A MON PÈRE

Qui m'a appris à aimer la Médecine et dont les conseils me furent toujours si précieux.

A MA MÈRE

A LA MÉMOIRE

DE MES FRÈRES BIEN-AIMÉS JEAN ET RAYMOND

Morts au Champ d'honneur.

MEIS ET AMICIS

A mes Maitres de l'Ecole de Médecine d'Angers

A mes Maitres de la Faculté de Médecine de Paris

A mon Président de thèse

M. le Professeur LEGUEU

Professeur de clinique des maladies des voies urinaires.
Chevalier de la Légion d'Honneur.

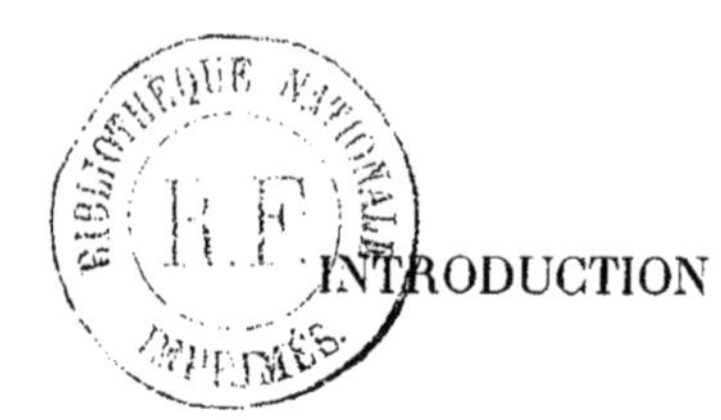

INTRODUCTION

Parmi les blessures observées pendant cette guerre, celles de poitrine tiennent une place importante. Dupont et Kendirdjy (1) ont observé 38 cas de plaies pénétrantes de poitrine sur 1.650 blessés, soit 2,3 p. 100. Rémond et Glénard (2) sur 1.830 blessés sérieux signalent 150 plaies du thorax dont 110 pénétrantes, soit 6 p. 100. Saint-Aude (3), d'après deux statistiques établies dans deux régiments, trouve 8,55 p. 100 de plaies de poitrine. Tuffier (4), pour l'offensive de la Malmaison, en 1917, a compté 10 p. 100 des blessés atteints de plaies de poitrine.

Ces blessés fournissent une mortalité très élevée. Au poste de secours, au moins un quart de ces malheureux meurent; parmi ceux qui parviennent jusqu'à l'ambulance chirurgicale divisionnaire ou à l'H.O.E., on a à déplorer une mortalité d'environ 20 p. 100. C'est le

(1) Dupont et Kendirdjy. *Société de chirurgie*, 23 décembre 1914.
(2) Rémond et Glénard. *Paris Médical*, 6 novembre 1915.
(3) Saint-Aude. Thèse de Paris, 1917-1918.
(4) Tuffier. *Académie de Médecine*, 5 février 1918.

pourcentage donné par Pierre Duval (1), d'après une statistique de 3.453 cas hospitalisés dans la zone des armées. En somme, si l'on totalise la mortalité des postes de secours et des formations de l'avant, on arrive à une proportion de 45 p. 100. A ce chiffre déjà très impressionnant, on doit ajouter les décès survenus dans la zone des étapes, environ 10 p. 100. On arrive donc à une mortalité globale de 55 p. 100. Plus de la moitié des blessés du poumon meurent, sans compter ceux qui ont succombé sur le terrain même.

Les hasards de la guerre ont conduit l'ambulance chirurgicale divisionnaire à laquelle j'ai eu l'honneur d'appartenir, en Italie, à la fin de 1917. Dans ce pays où la guerre fut beaucoup moins meurtrière qu'en France, nos confrères italiens ont eu néanmoins à traiter de nombreuses plaies de poitrine. Mon excellent ami, le Docteur Bettazzi, attaché à notre formation, me communiqua un jour une brochure contenant une conférence du Professeur Morelli de Pavie sur le traitement des plaies du poumon (2). La lecture de ce travail m'intéressa vivement, et avec mon chef d'équipe chirurgicale le Docteur Bardon, nous employâmes la méthode de Morelli; elle nous donna de bons résultats Au même moment, nous eumes connaissance des publications si intéressantes des chirurgiens français, en particulier de l'ouvrage de Pierre Duval. Leur lecture nous détermina dans le choix du sujet de notre thèse.

(1) Pierre Duval. *Plaies de guerre du poumon*. Masson, 1917.

(2) Prof. Eugénio Morelli. Conférence de médecine et de chirurgie de guerre, 3e Armée italienne. Janvier 1917.

Cette thèse a été composée en grande partie au Front, pendant les loisirs que nous procura l'armistice; aussi nous excusons-nous des imperfections qu'elle contient notamment en ce qui concerne la Bibliographie.

Comme l'indique le titre de notre travail, nous ne nous occuperons que du traitement des plaies de guerre du poumon dans la zone de l'Avant. Nous n'aborderons pas la question de l'extraction secondaire des projectiles, intervention surtout pratiquée par les chirurgiens de l'intérieur.

Cette thèse comprend trois parties : La première est consacrée à l'étude du traitement chirurgical des plaies de guerre du poumon; la seconde contient l'exposé des méthodes de traitement préconisées par Morelli; dans la troisième sont relatées nos observations personnelles et plusieurs autres empruntées à la statistique de Morelli.

PREMIÈRE PARTIE

Traitement chirurgical des plaies de guerre du poumon.

CHAPITRE I

LES BLESSURES DU POUMON AVANT LA GUERRE ACTUELLE ET AU DÉBUT DE CETTE GUERRE. — LEUR TRAITEMENT

La mortalité chez les blessés du poumon fut de 50 p. 100 pendant la guerre de 1870. Dans les guerres suivantes, elle baissa considérablement, et au Transvaal, elle ne fut que de 12 p. 100. La balle de petit calibre en usage dans les diverses armées était dite humanitaire. Aussi l'abstention systématique était-elle considérée comme un dogme, surtout depuis la communication de Lucas-Championnière en 1900. Pourtant, en 1907, dans sa thèse, De Martel réagit contre cette tendance et plaide en faveur de l'intervention hémostatique. Néanmoins, si l'on consulte les différents Traités comme ceux de Forgue, Ombredanne, Lenormant, si l'on lit la Conférence de Monprofit, sur sa mission dans les Balkans, on constate que l'intervention y est considérée comme exceptionnelle et que la guérison se produit sans complications.

Au début des hostilités, le médecin-inspecteur général Delorme écrivit un petit ouvrage sur la chirurgie de guerre, sorte de Memento à l'usage des chirurgiens qui, pour la plupart d'entre eux, abordaient une chirurgie toute nouvelle.

Delorme (1) y condensait le résultat de ses travaux personnels, les renseignements tirés des guerres précédentes (Mandchourie, Balkans) ; il reconnaissait que l'hémothorax est « la complication primitive la plus grave des plaies de poitrine et qu'il peut entraîner la mort du blessé ». Il ajoutait que « la pleurésie est la complication consécutive fréquente ». Comme traitement, il recommandait : le repos du blessé, le pansement occlusif, sans sutures, après désinfection de la plaie à la teinture d'iode; il rejetait l'introduction de mèches dans les plaies, pratique qui n'avait pas donné de bons résultats dans les Balkans. Dans les cas graves, surtout liés à l'hémothorax, il conseillait suivant les cas, les calmants, les toniques cardiaques, l'adrénaline, le chlorure de calcium, le sérum salé, la ligature circulaire des membres à leur racine. Chez les asphyxiques, il vantait les bienfaits de la ponction aspiratrice, mais pratiquée guère avant les 24 ou 48 premières heures, et il ajoutait ces lignes : « Tout partisan que nous restions des interventions larges dans les hémorragies intra ou extra-thoraciques graves, observées dans la pratique civile, nous nous sommes toujours nettement déclaré leur adversaire dans la

(1) Delorme. *Précis de chirurgie de guerre*, 1914.

pratique ambulancière. Même dans les cas extrêmes, il faut s'abstenir de toute grosse intervention. »

Lenormant (1) donnait comme traitement immédiat : immobilisation, pansement occlusif, morphine. Le but du traitement, une fois le danger hémorragique écarté, doit être de prévenir ou d'enrayer les complications infectieuses. Evacuation systématique et relativement précoce des épanchements. Lavages de la plèvre à l'eau oxygénée ou au permanganate de potasse.

Proust (2) déclarait : « Je traite naturellement les plaies de poitrine par l'immobilisation que je pousse le plus loin possible.

« Quelle que soit l'importance de l'hémothorax, j'estime que pendant les 48 premières heures, l'abstention s'impose en chirurgie de guerre.

« La seule opération que je me crois alors exceptionnellement autorisé à pratiquer, c'est en cas de traumatopnée avec asphyxie imminente, l'occlusion de la plaie avec au besoin l'hémostase de la paroi ». Contre le pneumothorax et l'hémotorax étendus, thoracentèse.

Schwartz (3), de son côté, écrit : « Les plaies de poitrine sont traitées systématiquement par l'abstention. Nettoyage des plaies, débridement des parties molles quand le trajet paraît infecté. Pansement et immobilisation du blessé. Dans quelques cas seulement, nous avons pratiqué une ou plusieurs ponctions pour évacuer le trop-plein de l'hémothorax. D'une façon générale, les

(1) Lenormant. *Société de chirurgie de Paris*, 3 février 1915.
(2) Proust. *Presse médicale*, 11 mars 1915.
(3) Schwartz. *Paris médical*, n° 51, 1915.

plaies de poitrine guérissent bien, mais ici encore, il y a une distinction à faire entre les plaies par balle de fusil et les plaies par balles de shrapnell ou par éclats d'obus, ces dernières étant beaucoup plus graves. »

Au début, ces idées furent admises sans conteste. N'étaient-elles pas nées à la suite des guerres antérieures comme certaines théories militaires très en faveur? A cette époque, la balle et la baïonnette n'étaient-ils pas les principaux agents vulnérants? Gross (1), sur 171 blessés de la poitrine observés depuis le début de la guerre jusqu'au milieu de 1915 relate : 123 cas par balle, soit 72,4 pour 100; 48 cas par projectiles d'artillerie, soit 28 p. 100. Schmid (2) dans les mêmes conditions, trouve sur 64 blessés : 44 par balle, 20 par projectiles d'artillerie.

(1) Gross, cité par Grégoire et Courcoux. *Plaies de la plèvre et du poumon.* Collection Horizon.
(2) Schmid. *Ibidem.*

CHAPITRE II

LA GRAVITÉ DES BLESSURES DU POUMON PENDANT LA GUERRE DE TRANCHÉES.

Les Belligérants, à mesure que leur mobilisation industrielle s'opérait, employèrent sur une vaste échelle le mortier de tranchée, la grenade ; l'artillerie, surtout la lourde, s'accrut dans d'énormes proportions. Cette situation nouvelle bouleversa complètement la nature des plaies du poumon. Les plaies par balle devinrent très peu nombreuses ; on compta alors surtout des plaies par éclats de grenade ou d'obus. Pendant une période de sept mois, en 1916, Grégoire et Courcoux (1) voient 362 blessés de poitrine, dont 302 touchés par projectiles d'artillerie, soit environ 83 pour 100, 25 par balles, soit 7 pour 100, 30 par grenade, etc. Et la gravité des blessures s'ensuit. Lemaitre publie le tableau suivant (2) :

(1) Grégoire et Courcoux. *Plaies de la plèvre et du poumon.* Collection Horizon.

(2) Lemaitre. Réunion médico-chirurgicale de la Ve armée.

NATURE DE LA BLESSURE	NOMBRE	GUÉRISONS SANS COMPLICATIONS	COMPLICATIONS PULMONAIRES	PYOTHORAX	MORTS
Balle	27	19	5	3	2
Grenade . . .	5	4	1	0	0
Shrapnell. . .	5	1	2	2	1
Éclat d'obus.	19	4	4	11	8

Maillet (1), de son côté, notait : 51 blessures par balle avec 8 morts, soit 16 pour 100, 70 par obus avec 20 morts, soit 30 pour 100. Séguier (2) donne les chiffres suivants : 24 blessures par balle avec 4 morts, soit 16 pour 100, 9 blessures par éclats d'obus avec 4 morts, soit 44 pour 100. Duponchel (3) qui opéra à Baleycourt, où se trouvait l'ambulance la plus rapprochée du front et pendant les semaines les plus dures de Verdun, eut 269 blessés avec 94 morts, soit environ 35 pour 100. Voici la statistique de Depage et Jansenn (4) à l'ambulance de la Panne, à partir du 20 décembre 1914. Elle englobe 360 plaies pénétrantes du thorax :

	CAS	GUÉRISONS	POURCENTAGE	MORTS	POURCENTAGE
Fusil.	182	150	82,4	32	17,6
Shrapnell.	25	18	72	7	28
Obus.	146	88	60	58	40
Arme blanche . .	5	5	100	0	0
Agent vulnérant inconnu	2	0	0	2	

Delore et Arnaud (5) donnent des chiffres sensible-

(1) MAILLET. *Annales de médecine*. Mars-Avril, 1916.
(2) SÉGUIER. Thèse de Paris, 1914-1915.
(3) DUPONCHEL. Rapport DUVAL. *Bulletin de la Société de chirurgie de Paris*, 19 décembre 1916.
(4) DEPAGE et JANSENN. *Société de chirurgie de Paris*, 20 décembre 1916.
(5) DELORE et ARNAUD. *Lyon chirurgical*. Mars-Avril 1917.

ment identiques. Ces données établissent suffisamment l'extrême gravité des plaies de poitrine dans la guerre actuelle.

On classe les plaies de poitrine en deux catégories : celles à thorax ouvert; celles à thorax fermé. Dans les premières, le thorax est largement intéressé ; on constate des signes plus ou moins marqués d'asphyxie ; de plus, la plaie thoracique est une porte ouverte à toutes les infections venant du dehors, et si l'on ajoute que l'hémorragie accompagne presque toujours le pneumothorax, on comprendra aisément la gravité de ces thorax ouverts.

Dans les thorax fermés au contraire, peu ou pas d'asphyxie et l'hémorragie y est moins marquée. Les thorax ouverts donnent une mortalité de 25,8 pour 100, les thorax fermés de 11, 11 pour 100 seulement, d'après Gatellier et Barbary (1). Dans leur statistique, Depage et Jansenn ont eu une mortalité de 16 pour 100 avec les thorax fermés et de 29 pour 100 avec les thorax ouverts.

Dans les lignes qui vont suivre, je me propose d'étudier successivement le traitement des phénomènes asphyxiques, de l'hémorragie et de l'infection ; ce sont là les complications les plus importantes des plaies de poitrine de guerre. Cette division est un peu schématique, car ces différents symptômes peuvent se superposer chez le même individu, mais elle est nécessaire pour la clarté du sujet.

(1) Gatellier et Barbary. *Bulletin. Société de chirurgie de Paris*, 27 février 1917.

CHAPITRE III

TRAITEMENT DE L'ASPIHXYE

Certains auteurs, comme Maisonnet (1), Reverchno (2), préconisent le pansement à plat, la mèche serrée introduite dans la plaie pour combattre les phénomènes d'asphyxie. D'autres ont recours à la fermeture simple de la plèvre ou de la paroi. Cette intervention donne des avantages immédiats incontestables. La dyspnée diminue de beaucoup et très rapidement; la plèvre est ainsi mise à l'abri des germes septiques venant de l'extérieur. Thévenot (3), sur un ensemble de 109 blessés ainsi traités, a eu 27 morts, soit environ 28 pour 100, huit pleurésies purulentes avec trois morts, deux évacués et deux malades encore en cours de traitement. Grégoire, Courcoux et Gross (4) signalent 17 cas avec 16 guéri-

(1) Maisonnet. *Société de Chirurgie* de Paris, 14 février 1917.
(2) Reverchon. *Annales de Médecine*, Janvier-février 1917.
(3) Thévenot. *Société de Chirurgie* de Paris, 29 novembre 1916.
(4) Gregoire, Courcoux, Gross. *Bulletin Société de Chirurgie* de Paris, 17 février 1917.

sons. Hertz (1) rapporte 2 cas de thorax ouverts avec asphyxie, traités suivant la méthode Thévenot-Tuffier. L'intervention amena la cessation de l'asphyxie, mais les blessés moururent d'accidents septiques, l'un le 12e jour, l'autre le 16e jour. Cette fermeture du thorax apparaît comme une intervention d'urgence, qui a donné des résultats très intéressants, mais au fond, ce n'est qu'une intervention incomplète. Si l'on supprime l'asphyxie, si l'on met la plèvre à l'abri de l'air extérieur, on ne traite pas la plaie pulmonaire elle-même, on n'enlève pas le projectile intra-pulmonaire.

(1) Hertz. Rapport Duval. *Bulletin Société de Chirurgie* de Paris, 12 décembre 1917.

CHAPITRE IV

TRAITEMENT DE L'HÉMORRAGIE

A côté du péril asphyxique, dans les thorax ouverts, existe également le péril hémorragique. L'hémorragie y est d'ordinaire importante ; elle n'a guère tendance à s'arrêter ; l'hémothorax se vide continuellement par suite du mouvement constant du poumon et se reproduit sans cesse. Aussi le blessé est-il dans un grand état de faiblesse : facies pâle, extrémités refroidies, pouls petit...

L'hémorragie intra-pleurale grave des thorax fermés est moins fréquente que l'hémorragie des thorax ouverts, et ceci, parce que l'hémothorax, en comprimant le poumon l'empêche de saigner ; il ne faut pas oublier que la pression de l'hémothorax peut se faire sentir sur le cœur ou le poumon opposé et amener des troubles graves, même mortels. Il ne faut pas oublier non plus que le transport peut aggraver des hémorragies intra-pleurales bénignes au début. Pierre Duval a fait cette constatation sur des blessés qui lui parvenaient à son H. O. E. de la Somme. Tous ceux qui ont été dans ce secteur de la Somme se rappellent ces routes défoncées par un trafic inouï, encombrées sur de grandes distances. Et Pierre Duval (1) rapporte ce cas typique : « un blessé de poitrine est arrêté pendant trois jours dans une ambulance. Le bombardement oblige à l'évacuation ; le blessé quitte l'ambulance en parfait état. Il est évacué sur notre H. O. E. Il arrive en état d'anémie aiguë, inondé de sang ; un jet rutilant sort de la plaie thoracique à chaque respiration : opéré d'urgence sans anesthésie, suture du poumon, il guérit. »

D'ailleurs, la mortalité très élevée que l'on note dans les premières heures après l'arrivée des blessés est due dans l'immense majorité des cas à l'hémorragie associée ou non à l'asphyxie. Sur 154 plaies de poitrine, Gatellier et Barbary (2) ont eu dans les 48 premières heures, 15 morts se répartissant ainsi : 7 morts de 2 à 24 heures ; 8 morts de 24 à 48 heures ; du 3e au 8e jour, ils ont eu 2 morts et après le 8e jour, 3 morts. Dans la statistique de Depage et Jansenn (3), 30 de leurs 59 décès se sont produits dans les 24 premières heures. Sur 90 plaies pénétrantes de poitrine soignées par Latarjet (4) pendant les attaques de septembre 1915, il y eut 23 morts d'hémorragie et de shock le 1er jour ; 16 morts, du 3e au 15e jour, de septicémie pleuro-pulmonaire.

En plus de ces hémorragies du début, l'hémorragie pulmonaire tardive existe, soit sous forme d'hémoptysie

(1) Pierre Duval. *Plaies de guerre du poumon*, page 30.
(2) Gatellier et Barbary. *Bulletin de la Société de Chirurgie* de Paris, 27 février 1917.
(3) Depage et Jansenn. *Société de Chirurgie* de Paris, 20 décembre 1916.
(4) Latarjet. *Ibidem*, 7 février 1917.

foudroyante au 12e jour (cas de Gatellier et Barbary) à l'occasion d'un foyer de gangrène pulmonaire, soit sous forme d'hémorragie pulmonaire au 10e jour (cas de Mauclaire). Dufourmentel (1) signale deux hémorragies pulmonaires graves survenues environ un mois après une plaie du poumon par coup de feu. Ces hémorragies sont l'analogue des hémorragies secondaires que l'on constate dans les plaies infectées des parties molles.

Chez les grands hémorragiques pulmonaires, est-ce qu'un traitement médical d'attente avec l'immobilité absolue, la morphine, les hémostatiques vaso-constricteurs comme l'émétine, l'ergotine, donne de bons résultats? Malheureusement, l'expérience dit le contraire. Pierre Duval (2) et ses collaborateurs de l'auto-chir. 21 furent les premiers à préconiser et à employer l'intervention d'urgence chez ces blessés. Leur première statistique donnée à la Société de Chirurgie fut de 14 cas avec 9 guérisons. Par la suite, d'autres chirurgiens firent l'hémostase directe du poumon et leurs résultats furent fort encourageants. Voici le tableau publié dans l'ouvrage de P. Duval, page 41 :

Sencert	2 cas	1 mort
Combier et Murard	3 cas	0 mort
Gatelier et Barbary	1 cas	0 mort
Chalier et Glénard	1 cas	1 mort
Rouvillois	3 cas	3 morts
Desjardins (hémorragie tardive)	1 cas	0 mort
Dufourmentel —	1 cas	0 mort

(1) Dufourmentel. Rapport Tuffier. *Société de Chirurgie* de Paris, 31 mars 1915.

(2) Pierre Duval. *Bulletin Société de Chirurgie* de Paris, 15 novembre 1916.

Vielle	5 cas.	1 mort
Auto-chir. 21.	17 cas.	5 morts

Soit un total de 34 cas avec 11 morts, donc un pourcentage de guérison de 67,7 p. 100. Dès janvier 1915, Baudet (1) à la Société de Chirurgie de Paris constatait qu'au cours de la discussion qui venait d'avoir lieu sur les plaies de poitrine, il avait été signalé 4 cas d'hémorragie pulmonaire grave survenus quelques jours après la blessure initiale, et qui malgré la ponction ou la thoracotomie simple, furent suivis de mort, et sa conclusion était que dans ces cas les opérations palliatives ne suffisent pas et qu'il faut recourir délibérément à l'hémostase directe du poumon blessé. Dans une statistique de 21 cas (Hertz 13, Vielle 7, Tanton 1) (2), on note parmi eux 12 cas (8 Hertz, 4 Vielle) ayant nécessité l'intervention d'urgence par suite d'hémorragie avec une mortalité de 50 p. 100. Deux des cas signalés par Hertz concernent des hémorragies tardives, l'une à la 79e heure, l'autre au 12e jour et deux autres du même auteur se rapportent à des hémothorax croissants. Dans une autre statistique (3), sur 29 opérations d'urgence (thorax ouverts, hémorragies), il y eut 13 morts, soit 44,8 p. 100. Ces différentes données montrent que l'hémostase directe du poumon après thoracotomie est le traitement de choix des hémorragies graves.

(1) Baudet. *Société de Chirurgie* de Paris, 27 janvier 1915.
(2) Hertz, Vielle, Tanton. Rapport P. Duval. *Bulletin Société de Chirurgie* de Paris, 12 décembre 1917.
(3) *Bulletin Société de Chirurgie* de Paris. Rapport Duval. 12 décembre 1917.

CHAPITRE V

TRAITEMENT DE L'INFECTION

A côté du péril asphyxique, du péril hémorragique, existe également le péril septique. Bradfort et Elliot (1) sur 328 hémothorax en ont trouvé 177 d'infectés. Sur la Somme, Pierre Duval a noté 49 plaies par balle : pas d'hémothorax infecté ; 33 plaies en séton par éclats d'obus avec 6 hémothorax infectés, soit 18 p. 100 ; 111 plaies borgnes avec éclats d'obus intra-thoraciques et 28 hémothorax infectés, soit 24 p. 100. Certes toutes ces complications septiques n'aboutissent pas heureusement à la mort. Mais pour apprécier exactement leur gravité, il faut considérer les séquelles qu'elles laissent : troubles fonctionnels plus ou moins marqués constatés par Dénécheau (2) : sur plus de 70 anciens blessés du thorax, adhérences pleurales, rétraction thoracique, insuffisance de fonctionnement du poumon qui peut équivaloir à une suppression de l'organe.

(1) Bradfort et Elliott. *The British Journal of Surgery*, octobre 1915.
(2) Dénécheau. *Presse Médicale*, 27 juillet 1916.

Certaines pleurésies purulentes sont interminables, et pour les tarir, après l'insuccès des lavages de la cavité, on en est réduit à l'opération mutilante de Letiévant. Je me souviens, en fin 1916, sur la Somme, avoir vu dans mon ambulance un malheureux sapeur du génie qui fut opéré à trois reprises différentes sans que l'on puisse tarir sa suppuration.

Je ne m'attarderai pas sur les accidents primitifs infectieux extrêmement rares, comme la septicémie gangréneuse pleuro-pulmonaire. Sur 553 plaies de poitrine, Grégoire (1) n'en n'a rencontré que 6 cas ; dans ces cas, la chirurgie est impuissante : 95 p. 100 des blessés succombent. La complication la plus fréquemment observée est la pleurésie purulente, soit sous forme précoce vers le 5e jour après la blessure, soit sous forme plus tardive vers le 15e jour. L'indication opératoire est alors nette ; il faut évacuer le pus. La simple ouverture d'un espace intercostal ne suffit pas ; il faut réséquer une portion de côte pour avoir un drainage convenable. Le siège de la thoracotomie variera suivant le siège de l'épanchement (médiastinal, diaphragmatique, interlobaire ou de la grande cavité). Il est très recommandable d'opérer à l'anesthésie locale, ce qui évite des syncopes toujours possibles et dangereuses ; en plus, ce mode d'action est bien suffisant, si après l'anesthésie des parties molles (peaux et muscles) on a soin d'anesthésier les nerfs intercostaux sus et sous-jacents.

(1) Grégoire. *Société de Chirurgie* de Paris, 27 février 1918.

Comme dans la majorité des cas, on a affaire à une pleurésie purulente de la grande cavité, il faut, pour avoir un bon drainage, réséquer la côte au point le plus déclive. Grégoire et Courcoux (1) recommandent de réséquer la 9e côte, sur une verticale passant par la pointe de l'omoplate. Tuffier (2) de son côté recommande la résection de la 6e côte, sur la ligne axillaire postérieure. Il vante la désinfection chimique de la plèvre par le liquide de Carrel et il ne paraît pas attacher une grande importance au drainage incomplet de la cavité, à la suite de sa résection haut placée, estimant suffisante l'action de l'hypochlorite pour supprimer le pus.

Arrou (3) préconise la méthode de la double incision, c'est-à-dire l'ouverture d'un espace intercostal au-dessous de la résection costale primitive, si cette dernière n'a pas assuré une bonne évacuation.

Chevrier (4) a étudié la situation du bas-fond pleural. Pour lui, ce bas-fond ne peut être déterminé d'une façon absolue ni par les ponctions étagées, ni par la radioscopie. Voici la technique qu'il propose : ponction repère dans la zone *costo-vertébrale*, sous le contrôle de l'écran radioscopique, ce qui permet d'arriver approximativement à la limite de l'épanchement. Première thoracotomie avec résection costale à ce niveau; cette thoracotomie permet d'explorer exactement avec le

(1) Grégoire et Courcoux. *Plaies de guerre de la plèvre et du poumon*, p. 171.
(2) Tuffier. *Société de Chirurgie* de Paris, 2 mai 1917.
(3) Arrou. *Société de Chirurgie* de Paris, 2 mai 1917.
(4) Chevrier. *Presse Médicale*, 9 janvier 1919.

doigt le point le plus déclive; elle est accessoirement évacuatrice. Seconde thoracotomie avec le plus souvent résection costale au point que l'exploration digitale aura indiqué ; cette seconde thoracotomie est la thoracotomie de drainage. Alors que la 1re thoracotomie montre le trou noir d'une cavité pleurale profonde, la seconde, au contraire, montre très proche le rideau ascendant des fibres du diaphragme. Pour assurer un bon drainage, on doit employer des drains gros et courts.

Comme je le disais précédemment, pour compléter l'action chirurgicale, Depage, Tuffier (1) sont partisans de la désinfection chimique. Et pourtant cette pratique a été fort discutée et même abandonnée avant la guerre, puis elle est revenue en faveur. Quénu (2) recommande après thoracotomie des lavages quotidiens à l'eau oxygénée. Lenormant (3) emploie dans les épanchements putrides de l'eau oxygénée ou du permanganate. Bloch (4) dans sa thèse a étudié l'irrigation continue de la cavité pleurale au liquide de Carrel, après résection de la 9e côte sur la ligne axillaire postérieure. Il utilise 7 à 8 tubes d'irrigation où l'on verse chaque deux heures 10 centimètres cubes de liquide; en plus, il pratique un grand lavage de la cavité tous les jours.

Cette pratique aurait donné (Tuffier-Bloch) sur 40 cas traités : 36 guérisons, 3 résultats incertains, 1 décès. Constantini et Vigot (5) ont proposé des modifications

(1) Depage et Tuffier. *Société de Chirurgie* de Paris, 21 mars 1917.
(2) Quénu. *Bulletin Société de Chirurgie* de Paris, 29 décembre 1914.
(3) Lenormant. *Ibidem*, 9 février 1915.
(4) Bloch. Thèse de Paris, octobre 1918.
(5) Constantini et Vigot. *Paris Médical*, nº 4, 1918.

à la méthode Tuffier : 1° sonde de Nélaton passant entre deux côtes au voisinage du point le plus élevé de la cavité qu'il faut désinfecter; 2° un drain perforé passant entre deux côtes au point déclive; il sert à l'évacuation des liquides. Delbet (1) a signalé les bienfaits du siphonage de la plèvre. Chevrier (2), à la désinfection par un liquide antiseptique, préfère après son drainage total la désinfection gazeuse ou par vapeurs; il utilise de l'oxygène ayant barboté dans de l'éther pur ou de l'éther mélangé à un peu de formol. Dehau et Roux (3) recommandent l'emploi de l'oxygène.

Quelquefois le traitement de la pleurésie purulente n'a pas empêché la formation d'adhérences pleurales. Ces adhérences peuvent être sérieusement organisées dès le 1er mois et même plus précocement, comme l'ont constaté Roux-Berger et Policard (4) ; elles retardent la guérison et l'on trouve souvent des cavités importantes, le poumon n'ayant plus sa mobilité habituelle et étant rétracté. Dans ce cas, on peut pratiquer une décortication pleuro-pulmonaire. Viollet (5) a bien étudié cette intervention dans sa thèse et donne une statistique de 78 cas opérés avec : guérisons 48,1 pour 100; améliorations 7,7 pour 100; insuccès 31,7 pour 100 ; morts 11,4 pour 100. La décortication suivie de fermeture de la plèvre après désinfection chimique de la cavité a donné

(1) Delbet. *Société de Chirurgie*, 2 mai 1917.
(2) Chevrier. *Presse Médicale*, 9 janvier 1919.
(3) Dehau et Roux. *Paris Médical*, n° 46, 11 novembre 1916.
(4) Roux-Berger et Policard. *Lyon Chirurgical*, n° 6, 1917.
(5) Viollet. Thèse de Lyon, 1909-1904.

de bons résultats. Bloch (1) a consigné ces résultats récents dans sa thèse : 2 observations (Depage et Jansenn) 2 guérisons; 12 observations (Depage et Tuffier). 12 guérisons ; 12 observations (Hertz et Combier), 11 guérisons ; Tuffier et Bloch : 40 hémothorax suppurés avec 36 guérisons, 3 résultats incertains, 1 décès.

(1) Bloch. Thèse de Paris, octobre 1918.

CHAPITRE VI

DU TRAITEMENT PRÉCOCE ET COMPLET DES PLAIES DU POUMON. — LA MÉTHODE DE PIERRE DUVAL

L'extraction précoce des projectiles intra-pulmonaires a donné de bons résultats. L'observation suivante de Lefèvre (1) est très suggestive parce qu'elle montre à la fois les bienfaits de l'extraction rapide des projectiles intra-pulmonaires et les méfaits de leur persistance. Le blessé est opéré d'urgence le lendemain de son entrée à l'ambulance, ayant une hémorragie abondante. On lui enlève ses projectiles. Les suites opératoires sont bonnes jusqu'au 6e jour où la plaie thoracique se met à suppurer. Elimination de débris sphacélés de poumon. Ensuite amélioration. Le 24e jour, une hémoptysie et une hémorragie externe emportent le blessé en cinq minutes. L'autopsie montre un projectile méconnu à la base du poumon avec caverne gangréneuse autour du

(1) Lefèvre, cité par P. Duval. *Plaies de guerre du poumon.*

projectile et caillots dans la cavité. Le sommet du poumon où se trouvaient les projectiles extraits était guéri anatomiquement ; il respirait bien et présentait à la place de la plaie une bande de cicatrisation.

Mais l'extraction précoce du projectile suffit-elle à donner la guérison ? Duval (1) relate 7 cas d'extraction simple du projectile où il n'y eut pas de traitement direct de la plaie du poumon. Sur ces 7 cas, il y eut 3 guérisons simples et 4 suppurations. Dans l'observation 6 (Delmas) on constate un petit foyer de pleurésie purulente enkystée ; en outre, il sortait des débris vestimentaires de la plaie pendant une dizaine de jours. L'observation 13 (Méline) relate une suppuration provenant d'un foyer de fracture insuffisamment traité. Dans l'observation 21 (Léo), il y eut une pleurésie droite, enkystée, moyenne et postérieure. Ces blessés sortirent d'ailleurs de l'hôpital en bon état et leurs complications furent peu graves. Il faut ajouter que dans les cas de Delmas et de Méline, l'intervention fut commandée par une hémorragie grave.

Ces observations montrent que l'extraction rapide des projectiles améliore beaucoup l'évolution de la blessure, mais ne donne pas toujours des résultats complets. Pour arriver à une bonne guérison sans incidents, pour mettre, suivant l'expression tous les atouts dans son jeu, pour diminuer le plus possible la part de l'aléa, on doit traiter les plaies du poumon comme toutes les autres plaies de guerre, c'est-à-dire, intervention *précoce*, inter-

(1) Duval. *Plaies de guerre du poumon*, p. 70.

vention *complète*. Il faut intervenir si possible avant l'apparition de l'infection, une fois le blessé réchauffé et remonté. Ce réchauffement du blessé, ainsi qu'il m'a été permis de le constater souvent, puisque ma formation ne s'occupait que de grands intransportables, a une importance capitale. L'observation 19 de Delmas est très intéressante parce qu'elle fut à la fois précoce et complète : Le blessé, un officier, est atteint à 10 heures du matin par un éclat d'obus dans l'hémithorax droit; après radiographie, il est opéré à 18 heures. On lui évacue un hémothorax moyen. Extraction par incision du projectile. Suture de l'incision. La plaie de pénétration pulmonaire est contuse; elle est excisée aux ciseaux et suturée. Nettoyage de la plèvre avec une compresse imbibée d'éther, suture totale. Excision et suture de la plaie pariétale. Guérison parfaite. Le blessé est évacué le 15e jour : à ce moment, le poumon vu à la radiographie était parfaitement clair dans toutes ses parties. Il est à noter que le tissu pulmonaire entourant le projectile fut cultivé et donna au bout de 60 heures du streptocoque et du pneumocoque.

Aussi doit-on suivre la règle de conduite adoptée par P. Duval (1) : « Lorsqu'un projectile d'artillerie a pénétré dans le poumon et y est resté, si le projectile est d'une grosseur moyenne, il faut l'enlever immédiatement et profiter de l'extraction du projectile pour traiter la plaie du poumon. Les petits projectiles intra-pulmonaires ne doivent pas être enlevés. Toutefois, je dois reconnaître

(1) Duval. Conférence chirurgicale inter-alliée, 5 novembre 1917.

que parmi les blessés à qui je n'ai pas enlevé de petits projectiles dans les poumons, c'est-à-dire de petites grenailles, j'ai constaté une pleurésie purulente secondaire qui m'a obligé à une intervention secondaire. »

P. Duval et ses collaborateurs (1) pratiquèrent 7 fois cette intervention précoce sur le poumon, en traitant la plaie comme toute autre plaie de guerre. Gatellier a fourni un 8e cas. On eut 8 guérisons dont 2 suppurations pleurales localisées. 4 autres observations ont été publiées par Ravary, Perriol, Lefèvre (2) de plaies du poumon traitées par la même méthode. Pour tous ces cas, on eut une guérison parfaite. En somme, sur 12 cas opérés, 10 guérisons parfaites et 2 guérisons avec suppuration pleurale très bénigne. Richard (3) dans sa thèse, donne une statistique de 38 cas, dus à un certain nombre de chirurgiens, cas traités suivant la méthode de P. Duval. Malgré plusieurs cas graves, on ne relève que 7 morts, soit 18,4 pour 100 de mortalité; il constate que la mortalité est nettement inférieure à celle des cas non opérés. Hayem (4) est intervenu dans les 24 premières heures 14 fois sur des thorax fermés (foyers de fractures esquilleuses, projectiles volumineux, projectiles menaçant de gros vaisseaux); il eut 2 morts. Dans des thorax ouverts, avec traumatopnée, il intervint pour de gros dégâts 8 fois

(1) Duval. *Plaies de guerre du poumon*, page 73.
(2) Ravary, Perriol, Lefèvre. Rapport Duval. *Société de Chirurgie* de Paris, 13 juin 1917.
(3) Richard. Thèse de Paris, 1917-1918.
(4) Hayem. *Presse Médicale*, 1er novembre 1917.

dans les 24 heures avec 6 décès. P. Duval (1), plus tard, rapporte 17 cas de plaies du poumon traitées rationnellement sans indications spéciales (Flandre et Aisne, 1917) avec 17 guérisons dont 12 sans complications. Barsnby (2), au Congrès de Chirurgie, rapporte 43 observations : 22 blessés ont été opérés complètement dans les 20 premières heures avec 19 guérisons et 3 morts : 19 ont été opérés tardivement ou incomplètement : 10 guérisons, 9 morts. Fiolle et Delmas (3), chauds partisans de la méthode de P. Duval, donnent leurs résultats : 22 interventions avec 4 morts. Viannay (4) est intervenu complètement 8 fois chez des blessés où le projectile était intra-pleural : il n'eut qu'un décès; chez des blessés à projectiles intra-pulmonaires, il eut 12 cas dont 2 décès; il note que chez deux de ses décédés, l'excision totale du trajet intra-pulmonaire du projectile n'avait pas été faite, d'où gangrène pulmonaire et infection à streptocoques fatale. Perrin (5) est intervenu chez 5 blessés hémorragiques graves avec un décès. Tanton et Vielle (6) citent 4 cas d'intervention complète avec 4 guérisons. Debaisieux (7) donne 5 observations avec 4 guérisons et 1 mort le 5e jour de broncho-pneumonie double et gangrène. Launay (8) a suivi 70 plaies de poitrine, au cours des

(1) Duval. *Société de Chirurgie* de Paris, 12 décembre 1917.
(2) Barsnby. *XXVIIe Congrès de Chirurgie*, octobre 1918.
(3) Fiolle et Delmas. *Ibidem.*
(4) Viannay. *Ibidem.*
(5) Perrin. *Ibidem.*
(6) Tanton et Vielle. Rapport Duval. *Société de Chirurgie* de Paris, 12 décembre 1917.
(7) Debaisieux. *Société de Chirurgie* de Paris, 9 janvier 1918.
(8) Launay. *Ibidem*, 13 février 1918.

trois années de guerre, en trois circonstances différentes. La méthode des interventions lui paraît préférable à celle de l'abstention systématique (1).

Ces différents résultats sont suffisamment probants de l'excellence de la méthode suivie; ils n'ont été obtenus que grâce à une technique opératoire bien étudiée et mise au point.

Le poumon, de par sa fonction respiratoire, de par sa situation dans une cavité close, semblait exiger une technique opératoire spéciale. On était arrêté par la crainte du pneumothorax. La pratique de guerre a montré que l'on pouvait appliquer au poumon les règles de la chirurgie générale. La production d'un pneumothorax total, lent, progressif, ne trouble pas la respiration, le cœur, a l'énorme avantage de permettre au chirurgien d'extérioriser son poumon par la brèche de la thoracotomie et de le traiter tout aussi facilement qu'une anse d'intestin, au cours d'une laparotomie. De plus, la thoracotomie avec traitement des lésions du poumon apparaît comme une intervention moins shockante que la laparotomie. Les travaux de Blechmann (2), à ce sujet, sont très probants.

Passons en revue les différents temps opératoires, d'après la technique de P. Duval. La question du mode d'anesthésie se pose de suite. L'anesthésie par inhalation n'est pas à recommander. L'anesthésie

(1) Beau-Tapie. (*Journal de Médecine de Bordeaux*, 15 février 1919). Sur 11 cas de suture pulmonaire (technique P. Duval) a eu six guérisons dont 5 *per primam* et une compliquée de pleurésie purulente et 5 morts.

(2) Blechmann, cité par P. Duval. *Plaies de guerre du poumon*, p. 86 et suivantes. St-Aude, thèse de Paris, 1917-1918. (Observation Rastouil).

locale bien conduite nous a paru bien suffisante dans les interventions auxquelles nous avons assisté pour pleurésie purulente. Bellot (1) de Cherbourg a employé l'anesthésie locale avec succès pour ses extractions de projectiles intra-pulmonaires, avec thoracotomie et pneumothorax opératoire. Cette méthode semble préférable.

Le premier temps opératoire comprend la *résection costale*. La région de choix est celle allant de la ligne axillaire moyenne à la ligne para-sternale, au niveau de la 5e côte. On résèque 10 centimètres de côte et l'on emploie un écarteur puissant (modèle Wily-Meyer ou Tuffier) pour se donner un large jour en repoussant les côtes sus et sous-jacentes.

Vient ensuite, la plèvre incisée, la manœuvre délicate de *l'extériorisation du poumon*. A cet effet, M. Collin a construit une pince spéciale. Le poumon étant saisi avec cette pince, « doucement, par des manœuvres successives de bascule en différents sens, le lobe pulmonaire est extériorisé. Il est immédiatement reçu sur des compresses de gaze humidifiées au sérum physiologique dont le contact n'altère pas la séreuse viscérale » (2).

« La plaie pulmonaire apparaît et le lobe est immobilisé par pression manuelle de l'aide sur son lit de compresses; l'ouverture thoracique est bouchée par une couche épaisse de champs pour supprimer le va-et-vient de l'air extérieur. » Des adhérences peuvent gêner l'extériorisation du poumon; on les libèrera, soit aux

(1) Bellot. *Archives de Médecine et de Pharmacie navales*, décembre 1916.

(2) Pierre Duval. *Plaies de guerre du poumon*, page 95.

doigts, soit aux ciseaux. Il faut procéder rapidement à l'extériorisation, même si la respiration et le cœur sont troublés et aussitôt après obturer la brèche thoracique.

On arrive au *traitement de la plaie*. Si l'on a à juguler une hémorragie grave, trois procédés *d'hémostase* s'offrent au chirurgien : le tamponnement qui n'est qu'un pis-aller mais qui s'impose parfois; s'il y a des adhérences serrées et anciennes du lobe pulmonaire, si la plaie pulmonaire est trop large ou si le tissu pulmonaire est trop friable par suite d'infiltration de sang. P. Duval a employé deux fois ce procédé avec de bons résultats. Quand la plaie pulmonaire est étendue et qu'il n'y a pas d'adhérences, il paraît y avoir avantage à fixer le poumon à la paroi pour permettre un tamponnement serré, suivant la remarque de Grégoire et Courcoux (1); au moyen d'une aiguille courbe, on traverse franchement l'espace intercostal en chargeant le poumon piqué en plein parenchyme. Quatre points en V circonscrivent ainsi la plaie pulmonaire et limiteront une zone d'adhérences artificielles, au milieu desquelles on pourra faire un tamponnement efficace.

Un second procédée d'hémostase consiste à fermer les deux orifices d'un séton pulmonaire, ce qui suffi toujours à arrêter l'hémorragie. Le troisième procédé qui est l'idéal consiste dans la ligature du vaisseau lésé; mais sa découverte n'est pas toujours facile.

Si l'on intervient en dehors de toute indication d'ur-

(1) Grégoire et Courcoux. *Plaies de la plèvre et du poumon.*

gence, une fois le poumon extériorisé, on doit *extraire le projectile*; la conduite à tenir est commandée par sa situation. Dans certains cas, si le projectile est peu profond, on peut le cueillir par le trajet de la plaie; dans le cas contraire, il y a souvent intérêt à aller le chercher par le chemin le plus court en pratiquant une incision spéciale et en la suturant aussitôt après. Cette recherche du projectile doit être toujours pratiquée sous le contrôle de l'écran. Dans les sétons peu longs, il est bon de faire un léger ramonage du trajet pour enlever les débris vestimentaires, la bouillie du tissu cellulaire mortifié. Dans les plaies borgnes, une fois le projectile enlevé, on peut nettoyer légèrement le trajet avec une petite compresse montée sur une pince.

Une fois le projectile enlevé, on procède au *traitement* de la plaie. Si la plaie est large avec tissu pulmonaire déchiqueté et contus, on doit exciser tout ce qui n'est pas sain. Quelquefois l'excision nécessaire sera importante, mais on ne doit pas craindre de la faire complète pour avoir un bon résultat. Témoin ce cas de Grégoire (1). Au cours d'une thoracotomie pour extraction de projectile, ce chirurgien trouve un abcès de la grosseur d'un petit œuf de poule, abcès développé autour du projectile. Il enlève du même coup l'abcès et le parenchyme pulmonaire voisin et suture très méticuleusement sa tranche de résection, préférant cette méthode à l'ouverture de la collection et à son drainage au dehors. Son opéré était guéri complètement au bout d'un mois.

(1) Grégoire. *Bulletin de Société de Chirurgie* de Paris, 31 juillet 1918.

La plaie pulmonaire *traitée*, pour avoir une bonne suture, on doit procéder à une suture profonde par points capitonnants, et à une suture superficielle rapprochant les bords de la plèvre viscérale.

On procède à la *toilette* de la plèvre en évacuant avec des compresses montées sur de longues pinces le sang épanché. Le tamponnement de la plèvre avec une compresse imbibée d'éther paraît une bonne mesure. Il reste alors à fermer le thorax par une suture soignée, en plusieurs plans. Le drainage préventif de la plèvre ne semble pas indiqué, quand on est intervenu précocement et complètement.

Le traitement des *plaies pariétales* quand la thoracotomie n'a pas eu lieu au point lésé, est celui de toute plaie de guerre : débridement, excision des tissus contus, esquillectomie soignée, s'il y a eu fracture de côte. P. Duval conseille l'aspiration de l'air intrapleural au moyen d'une seringue, après la fin de l'intervention. Hallopeau est d'un avis contraire.

Pour l'ouverture du thorax, il existe un autre procédé, celui du volet thoracique ; on trace une incision en U qui comprend en général trois côtes. Le lambeau est vertical, à charnière supérieure ; il comprend peau, muscles et côtes. Ce procédé a l'énorme avantage d'ouvrir une large voie de pénétration sur le poumon, mais il est certainement plus shockant que la résection costale. Or, dans l'intervention précoce, comme la préconise P. Duval, il y a certainement intérêt à employer la technique la moins traumatisante.

P. Duval extériorise son poumon. Marion (1) au contraire fixe son poumon à la paroi thoracique, pour enlever le projectile. Cette pratique qui peut se défendre, lorsqu'il s'agit de faire un tamponnement serré, a l'inconvénient de faciliter la production d'adhérences.

Je ne parlerai pas du procédé de Petit de la Villéon qui n'est intervenu que secondairement, et puis son étude m'obligeant à exposer et les idées de ses adversaires et les idées de ses partisans m'entraînerait beaucoup trop loin.

L'intervention précoce et complète dans les plaies du poumon, suivant la méthode de P. Duval, a rallié beaucoup de chirurgiens. Les résultats qu'ils ont fournis sont très encourageants et montrent que « le traitement d'une plaie de poitrine par projectile de guerre doit être maintenant avant tout préventif de l'infection et de l'hémothorax, que la cause en soit dans la paroi, dans la plèvre et dans le poumon et qu'un tel but ne peut être atteint que par une intervention précoce et systématique, inventoriant et réparant comme il convient les lésions causées par le projectile » (2).

En dehors de la guérison elle-même, il faut considérer la *qualité* de la guérison. P. Duval écrit (3) : « Pendant la bataille des Flandres, j'ai pu suivre mes opérés pendant 7 à 8 semaines. J'ai fait l'examen radiographique en série de 3 en 3 jours. Ce qui est

(1) Marion. *Presse Médicale*, 16 septembre 1915.
(2) Roux-Berger. *Lyon Chirurgical*, janvier-février 1918.
(3) P. Duval. Conférence chirurgicale inter-alliée, 5 novembre 1917, soir.

remarquable, c'est que la qualité de la guérison de ces blessés est infiniment meilleure que la qualité de la guérison des blessés non opérés. Lorsqu'il y a hémothorax guéri spontanément ou traité par ponction, il y a toujours rétraction du poumon de plus en plus grande. Les hommes opérés au contraire retrouvent une fonction presque normale qui se traduit à l'examen radioscopique par un jeu pulmonaire très large et à l'examen clinique par une auscultation qui donne un résultat absolument normal, si bien que, d'une façon générale, partout l'intervention directe sur le poumon a donné de bons résultats et les chirurgiens se sont félicités de l'intervention chirurgicale qu'ils avaient faite ».

DEUXIÈME PARTIE

La Méthode de Morelli.

CHAPITRE I

HISTORIQUE

L'action bienfaisante du pneumothorax sur les lésions tuberculeuses du poumon n'est pas une nouveauté. Pierry et Roshein nous ont rapporté les travaux intéressants de l'Anglais Carson qui, dès 1822, constatait que l'élasticité du poumon gênait la cicatrisation des lésions pulmonaires, qui estimait que le collapsus du poumon hâterait leur guérison et qui réalisait le pneumothorax chez le lapin en incisant un espace intercostal. En 1834, l'Anglais Ramagde reprend l'idée de Carson. En France, vers 1850, Woilez notait l'influence heureuse du pneumothorax spontané chez les tuberculeux, une fois la perforation guérie. Hérard, en 1881, au Congrès d'Alger reprenait la question. En 1882, Forlanini de Pavie, publiait ses premiers travaux. En 1888, Potain employait les injections d'air dans la plèvre. En 1894, Forlanini publiait ses premières observations. Murphy, en Amérique, vers la même époque, préconisait la méthode, ignorant les recherches de son confrère italien. A l'heure actuelle, le pneumothorax est entré dans la pratique courante, grâce en particulier à Forlanini qui, depuis 40 ans, en a été le propagateur et le défenseur inlassable. Aussi cette méthode porte-t-elle à juste titre son nom.

Quelques jours avant sa mort, et ce fut là sa dernière manifestation scientifique, le vieux maître de Pavie préfaçait une œuvre importante écrite par son élève Morelli. Il y résuma les différentes indications du pneumothorax. D'abord dans la tuberculose pulmonaire : Le poumon étant un organe essentiellement élastique, sa mobilité constante empêche la cicatrisation des zones altérées. La suppression de cette mobilité par l'introduction d'un gaz dans la plèvre aide à la guérison. Forlanini conseille également sa méthode pour le traitement de l'abcès pulmonaire et de la bronchiectasie; en 1902, il attirait l'attention sur les bienfaits du pneumothorax dans les épanchements pleuraux. Il notait également que les malades ayant un pneumothorax, n'ont plus d'hémoptysies, si le pneumothorax est bien constitué et le poumon immobilisé. Crocket, de son côté, en Angleterre, a fait la même constatation. A ces quatre indications du pneumothorax, Morelli en a ajouté une cinquième : le traitement des plaies de guerre du poumon et de leurs suites pleurales immédiates. Dès 1910, pour l'obtention d'une charge universitaire analogue à notre agrégation, Morelli publia un Mémoire sur le traitement des perforations spontanées du poumon. C'est en se basant sur ce travail qu'il a édifié sa méthode actuelle, méthode qui a déjà subi l'épreuve suffisante du temps. Dans les lignes qui vont suivre, je me propose d'étudier cette méthode. Avant d'en aborder l'examen, il me paraît bon d'insister sur plusieurs notions de physiologie pulmonaire, notions d'où découle la méthode en question. J'étudierai ensuite le traitement de l'hémothorax, le traitement du thorax ouvert, le traitement de l'empyème, d'après Morelli.

CHAPITRE II

PHYSIOLOGIE PULMONAIRE

Morelli, grâce à l'appareil suivant, a pu reproduire expérimentalement la fonction pulmonaire. L'appareil comprend une bouteille A d'une capacité d'environ deux litres. Dans l'intérieur de cette bouteille se trouve un ballon de caoutchouc B d'une capacité d'un demi-litre environ. La bouteille représente la cavité pleurale, le ballon, le poumon. La bouteille est fermée par un bouchon percé de deux orifices : par l'un de ces orifices, passé le tube n° 1 qui met en communication le ballon avec l'air extérieur; par l'autre orifice, passe le tube n° 2 qui se continue par un robinet à trois voies; l'une de ces voies, la 5 relie la bouteille à un manomètre à eau. La voie 4 permet la communication de la bouteille avec l'air extérieur. Enfin à l'extrémité inférieure de la bouteille, l'ouverture 7, fermée par un bouchon est destinée à l'étude de la thoracentèse.

Première Expérience. — Insufflons de l'air dans le ballon B, la bouteille A étant en rapport avec l'air extérieur, c'est-à-dire la voie 4 étant ouverte. Que se passera-t-il? L'air sortira de la bouteille A à mesure que le ballon B se dilatera; le ballon finira par adhérer aux parois de la bouteille. A ce moment, fermons le robinet, c'est-à-dire, coupons la communication entre la bouteille

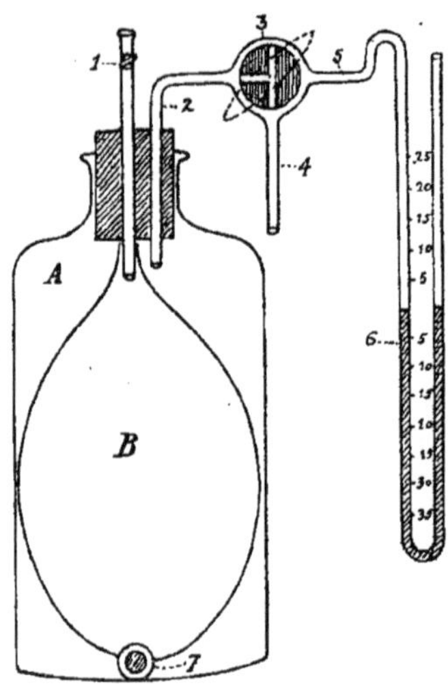

Fig. 1. — Appareil de Morelli pour l'étude de la fonction pulmonaire.

et l'air extérieur, fermons la voie 4. Le ballon restera adhérent aux parois de la bouteille bien que l'air qu'il renferme soit en communication avec l'air extérieur par le tube 1. Le ballon ne peut se rétracter parce que la pression atmosphérique agit sur lui uniquement par le tube 1. Il en est de même pour le poumon qui ne diminuera pas de volume, tant que la pression amosphérique ne se fera sentir que par la trachée.

Deuxième Expérience. — L'appareil étant disposé comme à la fin de l'expérience précédente, mettons la bouteille A en communication avec le manomètre, c'est-à-dire ouvrons la voie 5. Le liquide manométrique est alors aspiré ; cette aspiration montre qu'il existe dans la bouteille A une pression négative. Cette notion du vide dans la bouteille A, ou cavité pleurale, a la plus grande importance.

Troisième Expérience. — Fermons la voie 5 et ouvrons la voie 4 : la bouteille A est en communication avec l'air extérieur, le ballon B étant complètement distendu. La pression atmosphérique se fait sentir sur le ballon B par cette voie 4. On voit alors le ballon diminuer progressivement de volume et expulser par la voie 1 une quantité d'air équivalente à celle qui a pénétré dans la bouteille A par la voie 4. La diminution de volume du ballon B cessera quand la pression qui est à son intérieur sera l'équivalent de la pression exercée sur ses parois ou mieux quand le vide n'existera plus dans la bouteille A. Un phénomène identique se produit sur le poumon quand il y a une brèche à travers la paroi thoracique ; l'air pénètrera dans la cavité pleurale jusqu'à ce que la pression endo-pleurale et la pression intra-pulmonaire s'égalent, jusqu'à ce que le vide pleural n'existe plus ; il se forme un pneumothorax. Ce phénomène est indiqué très nettement par le manomètre à eau. Pour cela, fermons la voie 4 et mettons la bouteille A en communication avec le manomètre en ouvrant la voie 5. On constate, ou bien une diminution de l'aspiration du liquide manométrique, si le ballon n'est pas complètement détendu, ou une absence d'aspiration, s'il est complètement détendu ; cette absence d'aspiration montrera que le vide n'existe plus dans la bouteille A.

Pour démontrer que la pression négative (endo-pleurale) correspond à la force de rétraction du poumon, il suffit de faire l'expérience suivante : Le ballon B étant complètement plein d'air, on met le manomètre en communication avec le tube 1. On ouvre alors la voie 4 : le ballon diminue de volume et l'on voit alors le liquide manométrique non plus aspiré mais repoussé; cette compression se chiffre au manomètre par une dénivellation identique à celle provoquée précédemment par le vide pleural.

Le poumon, en somme, agit comme une forte ventouse sur toutes les parois qui l'entourent : cage thoracique, diaphragme, médiastin.

La tension élastique du poumon se modifie suivant les phases respiratoires ; elle augmente dans l'inspiration, diminue dans l'expiration, mais existe toujours. On peut reproduire la fonction respiratoire en reliant le tube 4, à une seringue de 100 centimètres cubes, le ballon B étant bien entendu complètement rempli. On tourne le robinet de telle façon que la bouteille A, le manomètre et la seringue communiquent. Chaque aspiration de la seringue équivaudra à une augmentation de volume du ballon, c'est-à-dire à une inspiration, chaque fermeture de la seringue à une expiration. Le manomètre indique une augmentation et une diminution de la pression négative, mais la pression négative existe toujours. C'est sur ces différentes notions qu'est basée la méthode de Morelli.

CHAPITRE III

TRAITEMENT DE L'HÉMOTHORAX

Dans les blessures à thorax fermé, l'hémothorax est pour ainsi dire constant : son importance varie suivant les cas. La formation s'explique facilement du fait de la notion du vide pleural; le poumon agit comme une ventouse sur la plaie causée par le projectile; de plus le poumon est un organe en mouvement continu, ce qui ne favorise pas beaucoup l'arrêt de l'hémorragie. Le vide pleural, le mouvement continu du poumon expliquent ce fait constaté souvent par Morelli : des blessés arrivent à l'ambulance avec un épanchement assez minime, et dans les jours suivants l'épanchement augmente progressivement de volume : l'hémorragie ne s'arrêtera que quand l'abondance de l'épanchement aura à la fois comprimé le poumon, diminuant sa mobilité et supprimé le vide pleural. Il faut noter également que dans les thorax fermés, le pneumothorax existe peu ou pas.

La présence de sang dans la plèvre, si elle est abondante, pourra provoquer un déplacement des organes voisins. Le sang est également un milieu de culture remarquable pour les microorganismes qui pullulent rapidement dans les foyers de broncho-pneumonie voisins de la blessure. Combien d'hémothorax ne se sont-ils pas transformés en pyothorax ? Aussi, il y a un grand intérêt à arrêter l'hémorragie et à évacuer le sang épanché. On peut pratiquer une thoracentèse pour évacuer le sang, mais par là-même, on augmente l'aspiration endo-pleural, c'est-à-dire la cause même de l'hémorragie. La méthode de Morelli permet de vider l'hémothorax, tout en empêchant le poumon de resaigner, le sang doit être évacué en entier et l'on doit y substituer un pneumothorax et dans des conditions telles que le poumon ne se dilate pas pendant l'opération.

Morelli a imaginé un appareil fort simple, d'un transport commode, facile à stériliser et qui répond à tous les besoins. Il se compose : d'une bouteille A d'une capacité d'un litre contenant un peu de liquide désinfectant ; le goulot de la bouteille est fermé par un bouchon percé de deux orifices; par l'un de ces orifices, passe un tube de verre n° 1 qui se raccorde à un tube de caoutchouc terminé à son extrémité par une grosse aiguille; par l'autre orifice passe un tube en verre (2) ; qui représente l'une des branches d'un robinet à trois voies; l'autre branche latérale de ce robinet, n° 4, est reliée à une seringue d'au moins 100 centimètres cubes ; à la troisième branche, enfin, l'inférieure, n° 3, est unie à un filtre de coton stérilisé, continué par un petit tube de verre. L'appareil étant désinfecté et étant disposé comme dans la figure, c'est-à-dire la communication étant ouverte entre la seringue et la bouteille,

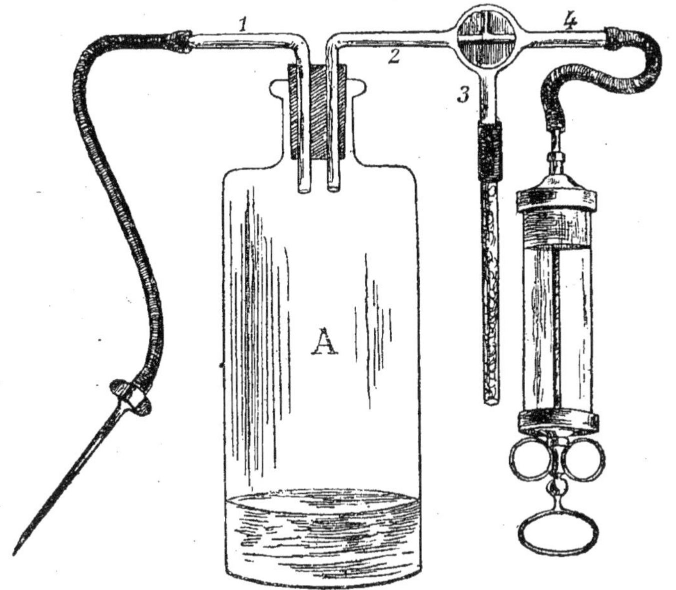

Fig. 2. — Premier appareil à thoracentèse de Morelli.

voici comment l'on procède : on introduit l'aiguille remplacée avantageusement par un fin trocart dans la cavité pleurale. Si l'on aspire avec la seringue une partie de l'air contenu dans la bouteille, on y produit une raréfaction et immédiatement le liquide de la cavité pleurale coule dans la bouteille et y prend la place de l'air aspiré. Une fois une certaine quantité de liquide sorti, on vide la seringue. L'air ainsi chassé de la seringue trouve sa place occupée dans la bouteille et est obligé de passer dans la cavité pleurale par la même voie que le liquide écoulé. L'air gargouillera dans le liquide pleural et se portera à sa partie supérieure. Pour être certain d'avoir un bon aplatissement du poumon pendant l'intervention, on tourne le robinet et l'on met en communication la voie 4 avec la voie 3, c'est-à-dire la seringue avec l'air extérieur. On aspire à travers le coton-filtre une seringue d'air. On tourne le robinet ouvrant la voie 2, et fermant la seringue on envoie son contenu dans la cavité pleurale. On exerce ainsi sur le poumon une pression supérieure à celle exercée par l'épanchement. On continue ensuite le remplacement du liquide pleural par de l'air, autant de fois qu'il sera nécessaire. Quand la bouteille sera pleine, son contenu d'air aura passé tout entier dans la cavité pleurale. On emploiera, s'il en est besoin une seconde bouteille. On substituera ainsi au volume de sang épanché dans la cavité pleurale un volume d'air supérieur. Morelli a pratiqué cette intervention dans un assez grand nombre de cas, une centaine environ ; il n'a pas eu d'incidents.

Morelli a constaté à différentes reprises, au cours de cette intervention que son trocart se bouchait. Cette obstruction est presque toujours due à un caillot. Il serait dangereux de déboucher le trocart par une introduction d'air parce qu'il peut s'être bouché en entrant dans une adhérence ou dans le poumon et alors on risquerait de provoquer une embolie. Aussi Morelli a-t-il complété son appareil par le dispositif suivant : au tube numéroté 1 de son appareil et qui se terminerait par un trocart, il a substitué un tube avec robinet à trois voies : La voie latérale aboutit à un tube en caoutchouc muni d'un trocart (5) ; la voie inférieure (6), au moyen d'un tube de caoutchouc aboutit à un tube en

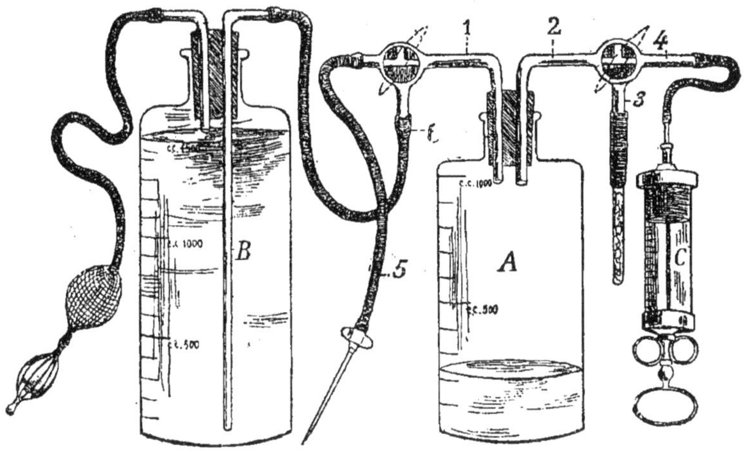

Fig. 3. — Deuxième appareil de Morelli pour la thoracentèse.

verre plongeant jusqu'au fond d'une bouteille remplie de liquide de lavage (chlorosol de Giannettasio) : une soufflerie est montée sur cette seconde bouteille. Pour désobstruer le trocart, il suffit d'y projeter un peu de liquide ; à cet effet, on tourne le robinet, mettant en communication la voie 6 avec la voie 5; au moyen de la soufflerie, on refoule du liquide dans la voie 6. Le trocart dégagé, on ferme la voie (6) et l'hémothorax pourra se vider dans la bouteille A par la voie 1. Ce dispositif de lavage sert non seulement à déboucher le trocart mais on peut également l'utiliser pour arroser la plèvre et la débarrasser du peu de sang plus ou moins coagulé qui reste après la thoracentèse. Le sang constitue un bouillon de culture remarquable pour les microorganismes. Il ne s'agit pas, dans l'idée de Morelli, de faire un lavage complet de la cavité pleurale, mais seulement de sa partie déclive ; il ne faut pas introduire plus de 50 à 100 centimètres cubes de liquide, sans quoi, on augmenterait trop la pression déjà exercée par le pneumothorax. En agissant ainsi, on assure dans une certaine mesure, le traitement préventif du pyothorax. Il ne faut pas oublier de renvoyer à l'extérieur par la voie 3 l'air aspiré dans la seringue pour faire le vide dans la bouteille A où est recueillie l'eau du lavage.

Au premier abord, il semble utile de relier la voie 3 à un manomètre à eau, pour se rendre compte pendant l'intervention de l'état de la pression endo-pleurale. Morelli a employé cette pratique, mais après expérience faite, ne la recommande plus, pour les raisons suivantes : Le trocart plonge dans le liquide endo-pleural et pour cette raison donne des chiffres inexacts : même si le liquide est évacué, une simple goutte entraînée dans le tube du trocart suffit à fausser l'indication donnée par le manomètre. Il préfère substituer automatiquement à l'hémothorax un pneumothorax. De plus, il n'y a pas intérêt, aussitôt l'opération terminée à installer dans la cavité pleurale une trop forte pression ; on évite ainsi les réactions pleurales : Quelques heures après, on peut étudier la pression endo-pleurale et procéder, si c'est

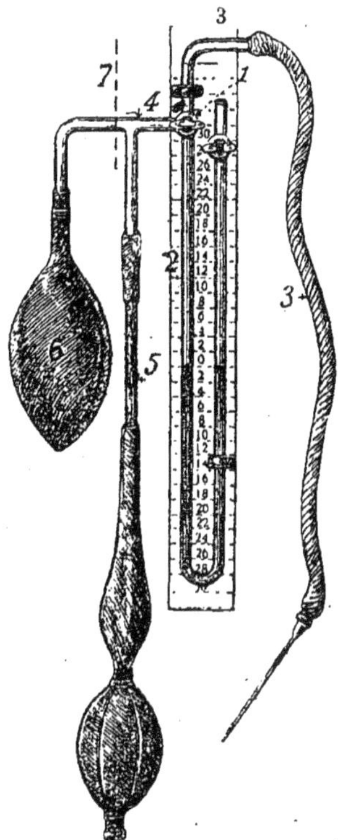

Fig. 4. — Appareil du pneumothorax de Morelli.

nécessaire, à une insufflation d'air. Morelli a construit à cet effet l'appareil suivant qui n'est qu'une simplification de l'appareil du pneumothorax de Forlanini : Il se compose d'un robinet à trois voies : La voie inférieure

(2) correspond à la branche gauche d'un manomètre ; à la voie supérieure (3) est adaptée un tube de caoutchouc muni à son extrémité d'un trocart ; la voie latérale ou voie 4 se bifurque : l'une de ses branches aboutit à un ballonnet de caoutchouc, l'autre à un filtre de coton stérilisé à l'extrémité duquel s'adapte un tube de verre muni d'une poire de Richardson. Le manomètre est rempli d'un liquide désinfectant comme une solution de sublimé corrosif légèrement colorée. Un petit robinet placé à l'extrémité supérieure de la branche droite du manomètre permet de fermer cette branche et d'empêcher pendant un transport l'issue du liquide au dehors. Quand on emploie l'appareil, ce robinet doit rester naturellement ouvert.

Voici comment fonctionne l'appareil, la bifurcation de la branche 4 avec le ballonnet étant supposée inexistante pour le moment. On tourne le robinet pour faire communiquer les voies 2 et 3. On introduit le trocart dans la cavité pleurale : si la plèvre est à l'état normal, le liquide du manomètre doit être aspiré ; on note des oscillations synchrones aux mouvements respiratoires mais le liquide reste toujours au-dessus de zéro. Si au contraire, le trocart, après avoir traversé la plèvre, est rentré dans le poumon, les oscillations seront positives dans l'expiration et négatives dans l'inspiration, c'est-à-dire que le liquide n'oscillera plus au-dessus du zéro du manomètre, mais sera au-dessus du zéro dans l'inspiration et au-dessous dans l'expiration. Il faut alors s'efforcer de remettre le trocart dans la plèvre.

Si le trocart pénètre dans un pneumothorax, les indications données par le manomètre pourront être variables : si le pneumothorax est minime et n'a pas supprimé la pression négative endo-pleurale, le liquide manométrique sera aspiré : si le pneumothorax a simplement supprimé le vide pleural, le liquide du manomètre oscillera dans les environs du zéro. S'il y a une forte pression de gaz dans la plèvre, le liquide du manomètre sera comprimé plus ou moins suivant l'importance de la pression.

Les renseignements fournis indiquent la conduite à tenir; si le liquide manométrique est aspiré (pression négative), on doit insuffler de l'air dans la plèvre. On met en communication les voies 3 et 5, c'est-à-dire la poire de Richardson avec la plèvre. Après quelques coups de poire, on tourne le robinet pour mettre en communication le tube 3 et le manomètre pour une nouvelle mesure de la pression endo-pleurale. Et ainsi de suite, jusqu'à ce que l'on ait obtenu un bon collapsus du poumon.

Si l'on a trouvé dans la plèvre une trop forte pression, il convient d'évacuer un peu d'air et pour ce, on substitue à la poire de Richardson une grosse seringue pour l'aspiration. Le manomètre souvent consulté dira quand l'aspiration d'air aura été suffisante.

Cet instrument du pneumothorax présente un inconvénient; il n'exclue pas la possibilité de provoquer une embolie. Pendant l'introduction d'air dans la plèvre, l'opérateur peut remuer, déplacer le trocart, provoquant ainsi, s'il pénètre sous la peau ou sous la plèvre de l'emphysème sous-cutané ou médiastinal, éventualité qui n'a rien de dangereux, mais le trocart peut également pénétrer dans un vaisseau, amenant des accidents plus ou moins graves. Pour éviter cet accident possible, Morelli a apporté une petite modification à son appareil : il a adapté sur la bifurcation de la branche 4 un ballonnet de caoutchouc, ce qui lui permet de réaliser un pneumothorax spontané.

Dans une cavité pleurale où le vide existe, le liquide du manomètre est aspiré. Si l'on met en communication la cavité pleurale non plus avec un manomètre, mais avec l'air extérieur, cet air sera aspiré jusqu'à détension du poumon. Si le trocart est dans un vaisseau, il n'y aura pas aspiration, d'où suppression du danger d'embolie. L'air extérieur est représenté dans la circonstance par le petit ballonnet 6. Voici comment l'on procède avec l'appareil modifié du pneumothorax :

On fait communiquer la poire de Richardson avec le ballonnet que l'on remplit d'air filtré. Le ballonnet rempli, on tourne le robinet pour le mettre en communication avec l'air extérieur au moyen de la voie 3; l'air qui se trouvait sous tension dans le ballonnet, sort et il n'y reste que de l'air à la pression de l'atmosphère. Ceci fait, on met en communication la voie 3 avec le manomètre et on introduit le trocart dans la plèvre. Les oscillations du manomètre indiquent que l'on est dans la plèvre et alors on ouvre la communication avec le ballonnet. Le vide pleural qui provoquait l'aspiration du liquide manométrique, provoque également l'aspiration de l'air du ballonnet qui diminue progressivement de volume pour devenir complètement flasque. On répète l'opération autant de fois qu'il est nécessaire. Morelli a assisté à des cas où le contenu de 3 ou 4 ballons et même plus fut absorbé dans la cavité pleurale, ce qui représente un millier de centimètres cubes d'air et plus. Quand le trocart est dans la cavité pleurale, il est bon de recommander au blessé de faire de lentes et profondes inspirations suivies d'expirations non forcées pour empêcher la formation d'une pression positive artificielle qui repousserait l'air dans le ballonnet. L'inspiration profonde est utile pour augmenter la puissance d'absorption de l'air. Plus la cage thoracique se dilate, plus le poumon augmente sa puissance de traction et augmente son élasticité diminuée du fait de la blessure et de l'hémothorax. Pour obtenir une pression légèrement positive dans la cavité pleurale, une fois le vide pleural supprimé, on remplit d'air le ballonnet et on le comprime légèrement après avoir ouvert la voie 3. Les appareils de la thoracentèse et du pneumothorax étant connus, il faut étudier leur emploi dans les cas concrets qui se présentent.

1re ÉVENTUALITÉ : Thorax fermé : simple contusion pulmonaire se traduisant par l'absence d'hémothorax et de pneumothorax, mais par la présence d'hémoptysies. Si l'hémoptysie est abondante et dangereuse, il faut avoir une pression endo-pleurale positive; si elle est légère, il faut une pression égale à la pression atmosphérique ou légèrement supérieure. On ne peut fixer de chiffres exacts pour l'air à introduire : ils varient avec chaque malade. Le manomètre donne des indications suffisantes. Toutefois, Morelli conseille de ne pas insuffler plus de 500 à 800 centimètres cubes à la fois ; si, avec cette quantité, on obtient une pression de 4 à 8 centimètres d'eau, dans une hémoptysie grave, c'est suffisant. Sinon, il est préférable d'attendre quelques heures pour faire une nouvelle insufflation et atteindre la pression voulue. Le lendemain, à nouveau, on pratiquera une insufflation et une autre deux jours après cette seconde pour maintenir la pression nécessaire. La faculté d'absorption de l'air par la plèvre est très variable, mais, en général, de 3 à 5 insufflations sont suffisantes. Au bout de dix à douze jours, on peut laisser l'air se résorber spontanément et le poumon se redilater.

2e ÉVENTUALITÉ : Thorax fermé avec pneumothorax léger sans hémothorax. Il suffit d'augmenter le pneumothorax existant et d'avoir une pression légèrement positive. Si le projectile est inclus, une pression positive un peu plus grande et pendant au moins une quinzaine de jours est nécessaire.

3e ÉVENTUALITÉ : Thorax fermé avec vaste pneumothorax sans hémothorax. On mesure la pression du pneumothorax. Si cette pression est trop élevée et s'il existe une dyspnée notable, on enlève de l'air jusqu'à rendre le pneumothorax supportable au blessé. S'il existe une pression positive de 20 par exemple, on la ramène à 12. On fait en même temps de la morphine pour calmer la toux.

4e ÉVENTUALITÉ : Thorax fermé avec hémothorax minime et pneumothorax minime. Il est plus prudent d'évacuer le sang et de laver un peu la plèvre. On augmente la tension du pneumothorax pour empêcher l'hémothorax d'augmenter.

5° ÉVENTUALITÉ : Thorax fermé avec hémothorax abondant. Il est bon d'intervenir immédiatement, de faire une thoracentèse avec substitution d'air et de laver le bas-fond pleural. Immédiatement après, si l'hémorragie est grave, et simplement une ou deux heures après dans le cas contraire, on doit mesurer la pression de l'air endopleural et, s'il le faut, pratiquer avec l'appareil du pneumothorax une insufflation d'air pour avoir une pression supérieure à celle de l'atmosphère. L'intérêt qu'il y a à attendre un peu entre la thoracentèse et la réinsufflation est de laisser s'obturer le trou creusé par le trocart, ce qui évite l'emphysème sous-cutané; en second lieu, l'air froid introduit dans la plèvre pendant la thoracentèse se dilate peu à peu et peut donner la pression voulue.

6e ÉVENTUALITÉ : Thorax fermé avec hémothorax et pneumothorax abondants. Après thoracentèse et substitution d'air, on doit pratiquer souvent des réinsufflations, pendant une quinzaine de jours environ.

L'auteur anglais Morriston Davies (1) évacue précocement et complètement ses hémothorax. Il remplace le liquide par de l'oxygène qui empêche la formation d'une pression négative dangereuse. Il contrôle lui aussi l'état de la pression endo-pleurale par un manomètre. L'oxygène est absorbé en quatre jours et

(1) Morriston Davies. *The Lancet*, 29 janvier 1916.

remplacé par de l'azote et du CO^2. Quand le sang est coagulé, il conseille une thoracotomie pour enlever les caillots, thoracotomie suivie d'une fermeture de la plèvre et de la paroi. A la fin de l'intervention, on crée dans la plèvre une pression positive avec de l'oxygène.

CHAPITRE IV

TRAITEMENT DU THORAX OUVERT

Les blessures des thorax ouverts causent une mortalité considérable ; au début, la traumatopnée et l'hémorragie emportent le blessé ; plus tard, c'est l'infection de la plèvre et du poumon. Pour combattre la traumatopnée et l'hémorragie efficacement, et point capital, très rapidement, Morelli utilise des petits ballons de caoutchouc. Ces ballons peuvent être employés dans un poste de secours de bataillon ou de régiment, alors qu'il est impossible d'effectuer un tamponnement en bouton de chemise à la manière de Depage ou une suture de la paroi.

Ces ballons sont de forme allongée, légèrement rétrécis en leur milieu ; ils se terminent par un petit tube de caoutchouc. Leur emploi est le suivant : on explore avec une sonde la blessure pour s'assurer de la direction du trajet ; on introduit dans le ballonnet une sonde à bout arrondi pour éviter de perforer le caoutchouc. On étire légèrement le long de cette sonde le ballonnet et on l'introduit dans la blessure très facilement, de telle façon que le fond soit au contact de la plèvre pariétale et que la partie rétrécie du milieu corresponde à un espace intercostal. On retire la sonde avec précaution pour ne pas déplacer le ballonnet que l'on gonfle avec un insufflateur de Richardson. Le ballonnet étant fait avec du tissu très élastique épouse complètement les parois de la blessure et assure une fermeture hermétique de la brèche thoracique ; on n'oubliera pas de fermer très soigneusement le tube du ballonnet pour éviter son dégonflement ; on maintient en plus le ballon avec du diachylon ou un bandage. On a ainsi transformé en thorax fermé le thorax ouvert ; de plus, si une intercostale donnait, — fait rare, — on a assuré son hémostase d'une façon parfaite.

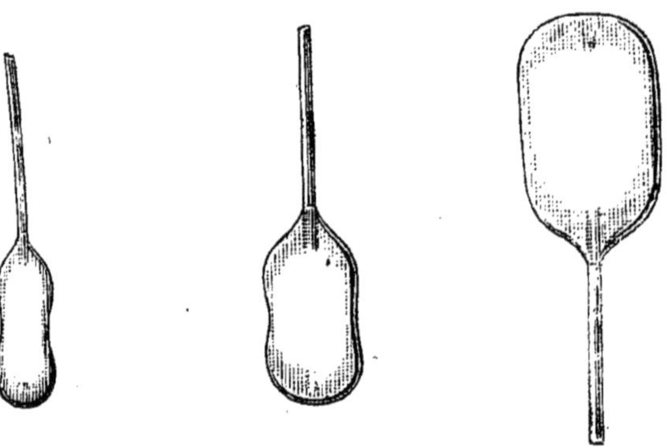

Fig. 5. — Ballonnet de Morelli.

La fermeture du thorax supprime la traumatopnée ;

elle est aussi efficace contre l'hémorragie. Dans les thorax ouverts, l'hémothorax et le pneumothorax coexistent ; ce qui empêche surtout l'arrêt du sang, c'est la sortie continuelle d'air par la brèche. La brèche bouchée, cet air reste dans la plèvre et il ne faudra pas alors que la plaie du poumon saigne beaucoup pour avoir dans la cavité pleurale une pression assez forte ; l'hémorragie s'arrêtera ou diminuera beaucoup, le poumon étant affaissé. Le traitement à suivre est maintenant celui des thorax fermés exposé plus haut.

Au début, Morelli avait proposé son ballonnet comme un moyen d'extrême urgence et il recommandait de fermer chirurgicalement la brèche thoracique un peu plus tard, quand l'hémorragie était jugulée ; son ballonnet maintiendrait béant un orifice qui aurait pu se fermer spontanément. L'expérience a montré que le ballonnet n'empêchait pas la fermeture de la plaie : tantôt le ballonnet est expulsé lentement comme un séquestre, tantôt il convient de l'extraire progressivement. Un des collaborateurs de Morelli, le capitaine-médecin Vercesi a eu un cas très typique à ce sujet : Il s'agit d'un blessé atteint le 15 février 1918 d'éclats de grenade à l'hémithorax gauche. Hémo-pneumothorax ouvert. Hospitalisé à midi, il a été blessé le matin à 9 heures. Mauvais état général, très anémié, dyspnéique. Pouls très petit, arythmique à 130. Respiration à 38, irrégulière. Perte involontaire des matières. Présente une blessure de petites dimensions, à bords irréguliers, au niveau de la seconde côte, sur la ligne para-sternale gauche ; de cette blessure, le sang coule en nappe et l'air y passe dans l'expiration comme dans l'inspiration ; une autre blessure est notée au niveau du 6e espace, sur la ligne para-sternale du même côté. On relève la présence d'un important hémothorax gauche et d'un pneumothorax partiel. Pour arrêter l'hémorragie, on se décide à introduire dans les deux plaies un ballonnet de fermeture, transformant ainsi l'hémo-pneumothorax ouvert en hémo-pneumothorax fermé. Avant d'introduire le ballonnet, on asseoit le blessé, le tronc penché en avant et maintenant béante la blessure, on laisse le sang sortir. On fait ensuite un pneumothorax de 600 centimètres cubes pour assurer une bonne hémostase. Le patient supporte bien ces différentes interventions et son état paraît amélioré. Température : 36°9, 38°5. Le 16, l'état est meilleur, le malade a eu dans la nuit des crachats sanguinolents et une toux persistante. Sur les parois antérieures et latérales de l'hémithorax gauche, existe un emphysème sous-cutané bien net. On réinsuffle 600 centimètres cubes d'air, portant la pression à 0+12. Le 17, l'hémoptysie a cessé, l'emphysème n'a pas varié, l'épanchement sanguin n'a pas augmenté ; bon état général.

Le 19, les ballonnets donnent une fermeture parfaite ; l'inférieur a tendance à s'éliminer. On ne juge pas opportun de faire une thoracentèse, la remettant au moment où la fermeture de la paroi sera définitive. La température maximum le 17 fut de 37°8 le 18 de 39, le 19 de 39°1, le 20 de 38°3. Le 20, l'épanchement ayant augmenté et la fermeture donnée par les ballonnets étant parfaite, on évacue 1.400 centimètres cubes de liquide fortement hématique et on y substitue 1.300 centimètres cubes d'air; le 21, la température est de 38°2, le 22 de 37°8 et ensuite, on note de l'apyrexie. Le 24, neuf jours après la blessure, on enlève le ballonnet supérieur, l'ouverture de la plèvre étant fermée. Le 26, le ballonnet inférieur s'élimine spontanément. L'amélioration continue. Au mois de Juin, le blessé est évacué. Des très graves blessures qui avaient causé un hémo-pneumothorax

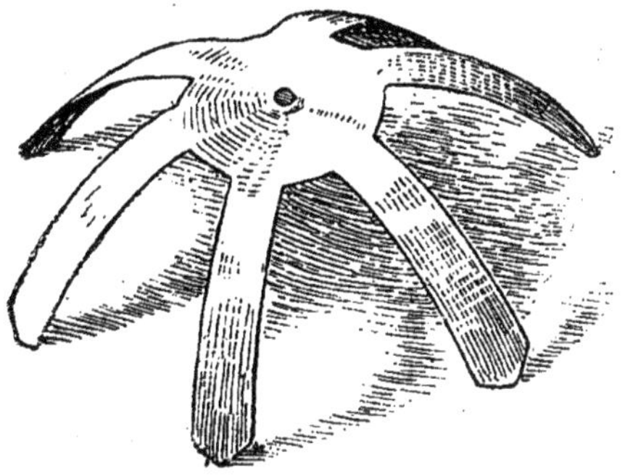

Fig. 6. — Coiffe métallique de Morelli.

ouvert, qui avaient gravement menacé la vie du soldat, il ne reste aucun symptôme local ou général qui mérite mention. Le thorax est symétrique; l'expansion des deux poumons est égale, la mobilité du poumon est normale. Etat général parfait.

Quand la plaie thoracique dépasse la largeur du doigt, on utilise des ballonnets de 3 centimètres et plus et on doit, pour éviter leur déplacement, les fixer assez solidement à la paroi. Morelli utilise une sorte de coiffe métallique en fer blanc, taillée en étoile et percée à son centre d'un petit trou. Par ce trou passe le tube du ballonnet ; les branches de cette étoile servent à contenir la partie saillante du ballonnet. La brèche thoracique étant large, le ballonnet peut être facilement expulsé ; d'autres fois, il a tendance à être aspiré dans la cavité thoracique. Aussi le trou central de la coiffe est-il un peu plus étroit que le tube du ballonnet, et pour y introduire ce dernier, on doit l'étirer. On maintient les branches de la coiffe avec des bandes de diachylon. Le ballonnet sera coincé entre la paroi thoracique et la calotte, son tube sera légèrement étranglé dans l'orifice central. Pratiquement, on introduit le ballonnet dans la plaie : on le gonfle, et par une pince de Péan appliquée sur le tube à la proximité du ballonnet, on empêche la sortie de l'air. On confie le ballonnet à un assistant pour qu'il le maintienne en place. On introduit le tube du ballonnet dans le trou de la calotte métallique jusque vers son milieu. On lie le tube à son extrémité ; on enlève la pince. On place une compresse de gaze sur le ballonnet et la peau environnante. On pousse la calotte au contact de la paroi et on modèle en quelque sorte ses branches pour leur faire épouser la forme de la paroi. Des bandes de diachylon maintiennent en place la calotte métallique.

CHAPITRE V

TRAITEMENT DE L'EMPYÈME

La compression précoce du poumon, l'évacuation de l'hémothorax, le lavage de la plèvre, diminuent de beaucoup le nombre des empyèmes, mais il y a des cas, où tous les moyens mis en œuvre sont impuissants à empêcher la formation d'épanchements purulents. Il faut alors évacuer le pus par thoracotomie. On constate une amélioration immédiate, mais la guérison est toujours longue : en effet, le vide pleural n'existe plus, la plèvre communiquant avec le dehors par la brèche de la thoracotomie. Le poumon s'affaisse plus ou moins et l'infection se maintient interminable dans la cavité qui s'est créée, cavité qui s'organise rapidement par la production de fausses membranes. Les chirurgiens français ont eu des résultats intéressants en stérilisant au Carrel la cavité de l'empyème, en procédant ensuite à la décortication du poumon. Morelli propose un mode de traitement qui, une fois le pus évacué par thoracotomie, assure l'évacuation du pus qui se reforme, le lavage de la plèvre et enfin la remise presque immédiate à sa place normale du poumon par l'aspiration exercée sur lui.

Il y a lieu de rappeler ici, qu'un chirurgien français, Braquehaye, en Mai 1915, réalisa l'aspiration du poumon avec un appareil de fortune : Il s'agissait d'un blessé opéré le 8 avril 1915 pour pleurésie purulente. Un mois après, la plèvre suppurait abondamment et le poumon n'avait aucune tendance à reprendre sa place normale. Braquehaye monte alors l'appareil suivant : Il prit une grosse bouteille de 10 litres, dite « dame Jeanne » et la remplit d'eau. La bouteille est bouchée par un bouchon à deux trous : par l'un des trous, passe à frottement un tube de verre qui plonge jusqu'au fond de la bouteille; ce tube se continue à son autre extrémité par un long tube de caoutchouc de façon à pouvoir faire siphon, une fois la bouteille placée sur une chaise et le caoutchouc rempli d'eau. Dans l'autre trou du bouchon, passe un tube de verre qui se termine à quelques centimètres dans le goulot de la bouteille; son autre extrémité, par un tube de caoutchouc, aboutit à une petite tubulure de verre, laquelle est placée à frottement dans le drain de la plèvre. La plaie opératoire fut bourrée avec de la gaze imbibée d'huile camphrée stérilisée qui ne s'évapore pas et ainsi fut obtenue la fermeture de la paroi thoracique. Le siphon fut amorcé; le pus de la plèvre fut évacué et après, l'aspiration continuant, le collapsus du poumon alla en diminuant. Les résultats acquis furent très bons.

Le Professeur Forlanini, dès 1880, étudiant le traitement de l'empyème, préconisait l'aspiration du poumon. Partant de ces idées, Morelli modernisa la technique de son maître, mettant au point un appareil très ingénieux et très simple. Pour faire de l'aspiration sur le poumon, il est nécessaire de fermer la brèche de la thoraco-

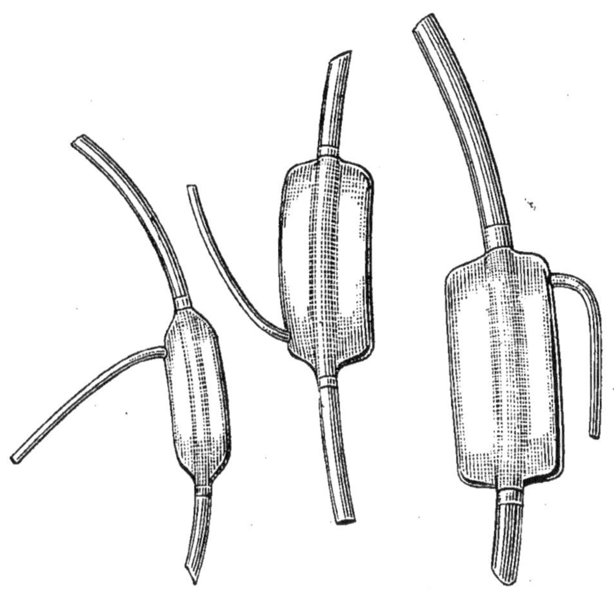

Fig. 7. — Ballonnet-drain de Morelli.

tomie. Morelli emploie un ballonnet-drain. Ce ballonnet est l'analogue de celui déjà décrit pour le traitement des thorax ouverts, mais il est traversé dans toute sa largeur par un tube de drainage en caoutchouc. On introduit le ballonnet-drain dans la brèche de la thoracotomie et on le gonfle : son drain est relié par une canule de verre à l'appareil suivant : L'appareil est composé : d'une bouteille 1 à double tubulure, placée à la hauteur du lit du blessé ; la tubulure inférieure est unie par un tube de raccord (10) à la bouteille 2; la tubulure supérieure est fermée par un bouchon percé de deux trous ; dans chacun de ces trous passe un tube de verre portant un robinet à trois voies. Le robinet 5 raccorde la bouteille 1 soit à un manomètre à eau (8), soit à l'air extérieur. Le robinet 4 raccorde la bouteille 1 soit avec la cavité pleurale, soit par le tube (9) avec une bouteille 3 remplie d'un liquide de lavage. La bouteille 1 est pleine aux trois quarts d'un liquide désinfectant.

Les robinets et les bouteilles sont disposés comme sur la figure.

On réunit le ballonnet-drain (6) à l'appareil. Le liquide de la bouteille 1 passe dans la bouteille sous-jacente 2; ainsi il se produit une raréfaction d'air dans la bouteille 1 : par là-même, il y a aspiration soit dans le manomètre, soit dans la cavité pleurale : l'importance de l'aspiration est fonction de la différence de niveau des bouteilles 1 et 2. Etant donné qu'il existe un pyopneumothorax et que le ballonnet-drain plonge dans l'épanchement, on verra d'abord le pus couler de la plèvre dans la bouteille 1; ensuite l'air endo-pleural sortira jusqu'à ce que la raréfaction endo-pleurale corresponde au chiffre indiqué par le manomètre. On reforme dans la cavité pleurale une pression négative qui oblige le poumon à se dilater, autant que le permet son état morbide, les fausses membranes ou les adhérences pleurales. Au début, bien que le poumon aspiré se dilate et que le pneumothorax se raréfie, le niveau du liquide dans la bouteille 1 baissera, mais il arrivera un moment où l'équilibre s'établira entre l'aspiration et la dilatation du poumon, la dépression de la cavité pleurale égalant celle de la bouteille 1, et alors le liquide de la bouteille 1 ne pourra plus passer dans la bouteille sous-jacente 2. Si, par la suite, une petite quantité de pus se forme dans la cavité pleurale, l'équilibre de l'aspiration sera rompu. On aura dans la bouteille 1 une force d'aspiration plus grande que dans la cavité pleurale : aussi le pus sera-t-il aspiré dans le ballonnet-drain et ira couler dans la bouteille 1. En même temps, une quantité égale de liquide passera de la bouteille 1 dans la bouteille 2 et le niveau du liquide restera inchangé dans la bouteille 1. Grâce à cet appareil, le pus s'écoule constamment de la cavité pleurale et les oscillations du manomètre indiquent l'aspiration exercée sur le poumon.

Cette aspiration a une importance de tout premier ordre; elle oblige le poumon non seulement à se dilater mais à fonctionner. A l'auscultation, on entend une respiration plus ou moins marquée là où auparavant on trouvait du silence respiratoire. Les mouvements continuels de la respiration détachent les adhérences, mobilisent l'organe et provoquent dans la suite une dilatation plus grande. L'organisme se désintoxique, les deux plèvres s'accolent plus facilement, non pas par l'aplatissement de la paroi costale, mais bien par la dilatation du poumon.

Pour enlever le pus qui peut rester au-dessous du tube de drainage, on lave la partie inférieure de la cavité

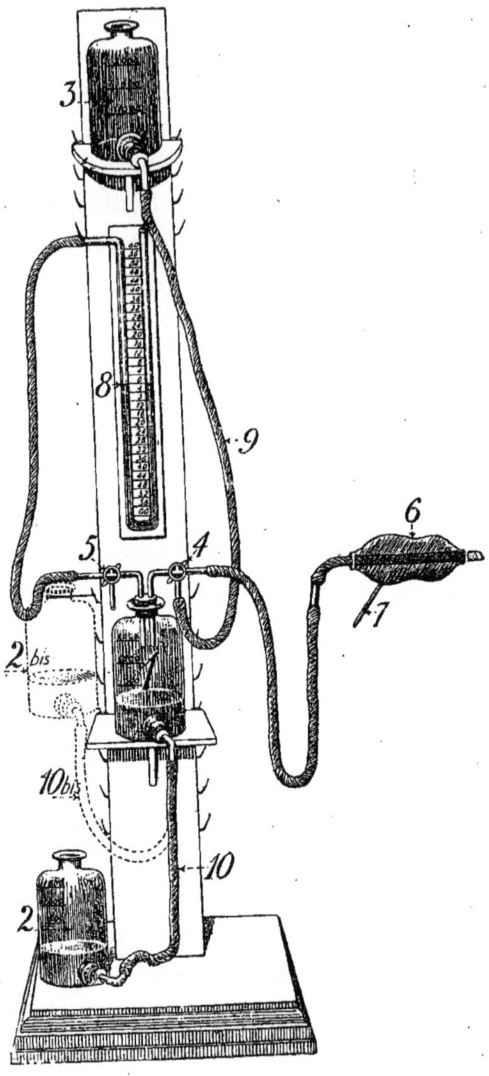

Fig. 8.

pleurale. Pour cela, on tourne le robinet 4 ; on ouvre la communication entre la plèvre et la bouteille 3 ; on laisse couler dans la plèvre de 50 à 100 centimètres cubes de liquide de lavage et l'on remet le robinet 4 dans sa position primitive. L'équilibre d'aspiration dans la cavité pleurale est rompu par ce liquide qui, mélangé au pus, repassera dans la bouteille 1. On répète le lavage jusqu'à ce que le liquide qui sort soit limpide. Il ne faut pas envoyer plus de 100 centimètres cubes de liquide à chaque fois pour ne pas trop diminuer la pression endopleurale, ce qui atténuerait les résultats obtenus par l'aspiration et pourrait déterminer des réflexes pleuro-médiastinaux, Morelli emploie comme liquide de lavage le chlorosol de Giannettasio, analogue à notre liquide de Carrel. On lave plusieurs fois la plèvre pendant les premiers jours et dans la suite plus rarement.

Dans le traitement de l'empyème ordinaire, il est bon de procéder avec prudence au début, en abaissant légèrement la bouteille 2 par rapport à la bouteille 1 ; on augmente ensuite progressivement la différence de niveau entre les deux bouteilles, et ainsi on ne détache pas trop rapidement les adhérences pulmonaires. Cette méthode doit être rigoureusement suivie dans les cas d'empyème succédant à une blessure et même on doit comprimer le poumon avant de commencer l'aspiration. Morelli cite deux cas où l'aspiration trop précoce ou trop vite augmentée provoqua la rupture du poumon. Dans le premier cas, l'aspiration avait été commencée 8 jours seulement après la blessure; dans le second, l'aspiration avait été augmentée trop vite et au bout de 5 jours déterminait une rupture.

Quand Morelli se trouve en présence d'un blessé à thorax ouvert si largement qu'il n'y a pas d'espoir de pouvoir éviter l'empyème, il ne perd pas un temps précieux à fermer la plaie avec un ballonnet ordinaire; il applique au contraire un ballonnet-drain. Pour obtenir la cessation de l'hémorragie et la cicatrisation de la blessure pulmonaire, il faut immobiliser le poumon. Pour cela, on élève la bouteille 2 (position 2 *bis*, de la figure). Le niveau du liquide dans la bouteille 2 est plus élevé que celui du liquide de la bouteille 1 : aussi le liquide de la bouteille 2 passera dans la bouteille 1; l'air de la bouteille 1 passera dans la cavité pleurale, ce qui augmentera la tension du pneumothorax spontané. Le manomètre signalera la pression obtenue, qui au début, si l'hémorragie est dangereuse, poura aller jusqu'à 20 centimètres cubes d'eau. Le drainage persiste puisque chaque goutte de pus qui se formera en se déversant dans la cavité pleurale augmente la tension du pneumothorax vis-à-vis de l'air de la bouteille. Le pus s'écoulera non pas par aspiration mais par refoulement et si l'on pratique des lavages,le même phénomène se produira.

Après dix jours de compression, il est bon de mettre le liquide des deux bouteilles au même niveau pour porter le pneumothorax à la pression de l'atmosphère, pression que l'on maintient pendant cinq jours. Après 15 jours d'immobilisation, on peut considérer la blessure comme cicatrisée et alors on abaisse la bouteille 2 pour commencer l'aspiration sur le poumon. De jour en jour, on augmente la différence de niveau entre les deux bouteilles, prêt à reprendre la compression, si l'on s'aperçoit que la dilatation du poumon a été trop précoce. En agissant ainsi, les malades s'améliorent rapidement.

Si l'empyème est récent, si la destruction du poumon n'a pas été trop importante, on obtient une guérison sans déformation du thorax ; la fonction pulmonaire se rétablit d'une façon parfaite ; si l'on ausculte un blessé porteur d'un appareil en aspiration, on note presque toujours une bonne respiration.

Chez plusieurs malades, Morelli a institué l'aspiration du poumon ; les résultats obtenus furent très bons. Chez deux, la fermeture de la brèche thoracique fut obtenue en moins de cinquante jours ; chez trois blessés, l'amélioration fut très rapide et inespérée ; la réduction de la cavité thoracique fut telle qu'elle permettait d'espérer une guérison très prochaine.

La retraite de la fin de 1917 empêcha le médecin de suivre ses malades jusqu'au bout. Morelli n'a pas encore une importante statistique de ces cas ainsi traités ; toutefois, les résultats déjà acquis sont très intéressants. Il faut noter que dans les empyèmes non consécutifs à une blessure de guerre, cette méthode devrait donner des résultats remarquables, car là, il n'y a pas à craindre la rupture du poumon, la plève viscérale étant intacte ; aussi peut-on exercer rapidement sur le poumon une aspiration notable, ce qui abrègera de beaucoup la durée du traitement. Chez quelques blessés, l'emploi immédiat de cette méthode pourra peut-être leur éviter une thoracotomie

Le seul inconvénient de cette méthode est de maintenir au début le malade dans une certaine immobilité, mais son utilité l'emporte de beaucoup sur ses inconvénients, et en utilisant de longs tubes de caoutchouc, le malade peut s'assoir dans son lit et se retourner commodément. Si le pus ne se forme pas en abondance, si les grands lavages ne sont pas nécessaires, on peut employer une méthode plus simple, quand le poumon est déjà bien dilaté. On remplace les bouteilles 1 et 2 par une simple poire de caoutchouc, à parois solides, d'environ 200 centimètres cubes que l'on unit au ballonnet-drain au moyen d'un tube portant un robinet à trois voies. Une voie sert pour l'aspiration du pus endopleural et pour l'aspiration du poumon. La troisième voie sert pour chasser de la poire le liquide aspiré ou l'air retiré de la plèvre. On peut utiliser le robinet 4 de l'appareil en mettant la poire de caoutchouc à la place du tube de verre qui plonge dans la bouteille 1. Les lavages de la plèvre sont également très faciles avec ce dispositif; il suffit d'adapter au tube du robinet à trois voies qui communique avec l'extérieur le tube d'une bouteille remplie de liquide de lavage. On procède ainsi; on ouvre la communication entre la poire et l'air extérieur, on comprime la poire pour en chasser l'air. On ouvre alors la communication entre la poire et la cavité pleurale et l'aspiration se produit, une fois la poire pleine de liquide ou d'air, on rouvre la communication avec l'extérieur et l'on y chasse son contenu. On répète cette manœuvre autant de fois que c'est nécessaire.

En somme, le traitement de l'empyème doit être avant tout prophylactique. Si l'examen bactériologique démontre l'infection de l'épanchement, il faut avant l'apparition du pus évacuer l'épanchement et le remplacer par de l'air et faire un lavage de la cavité. Si l'empyème se constitue, on doit pratiquer la pleurotomie ou la thoracotomie et ensuite exercer des aspirations, précédées d'une période de compression, si la blessure est de date récente.

TROISIÈME PARTIE

Observations.

OBSERVATIONS

Obs. I (Equipe Bardon-Sourice).

B... Stéphane, soldat autrichien, 8e régiment de uhlans. Classe 1914.

Soldat très vieilli pour son âge. Etat physique médiocre.

Blessé le 3 août 1918, à 3 heures du matin, au cours d'un coup de main.

Diagnostic porté sur la fiche : plaie du poumon côté droit par éclat de grenade.

Intervention, à 7 h. 1/2 du matin.

1° Plaies multiples superficielles par éclats de grenade.

2° Plaie au niveau du sterno-cleïdo-mastoïdien droit. Extraction d'un éclat de grenade. Suture.

3° Plaie superficielle par balle de revolver, à l'avant-bras droit. Extraction du projectile. Suture.

4° Séton thoracique droit sans lésion costale. Excision des bords des orifices, l'un au niveau du 8e espace (bord spinal de l'omoplate), l'autre au niveau du 4e espace, à 4 travers de doigt en dehors du mamelon. Dyspnée, hémoptysies, léger emphysème sous-cutané.

Examen radioscopique : Opacité de l'hémithorax droit. Après ponction donnant très peu de liquide (liquide sanglant), on insuffle dans la plèvre 300 centimètres cubes d'air. Le pouls et la respiration ne sont pas sensiblement modifiés.

4 Août : A la radioscopie, on constate un épanchement

dans le sinus costo-diaphragmatique droit; le poumon est rétracté en totalité vers le hile.

6 Août : On évacue quelques centimètes cubes de liquide sanglant; on insuffle 300 centimètres cubes d'air dans la plèvre. Dans la journée, l'emphysème sous-cutané augmente. Le blessé meurt à 19 h. 30.

Autopsie le 7 août à 9 heures du matin.

Infiltration du grand pectoral droit. Léger hémothorax à droite; environ 50 centimètres cubes de liquide sanglant, non purulent.

L'orifice de sortie du projectile (4e côte) est cicatrisé. A l'orifice d'entrée, on constate une érosion incomplète de la 7e côte; pas de cicatrisation.

Poumon droit rétracté; pas d'adhérences.

Le séton pulmonaire ouvert décèle de nombreux caillots en voie d'organisation. L'ensemble du lobe est légèrement congestionné.

Poumon gauche, adhérences anciennes, latérales et postérieures.

L'ensemble du poumon est œdématié. Le sommet est hépatisé et induré. Adhérences interlobaires. Congestion intense de la partie moyenne et de la base gauche avec foyers purulents. Présence de pus abondant dans la trachée et dans les bronches correspondant à cette zone.

Gros cœur gras. Dans le péricarde, liquide citrin.

Gros foie muscade.

Conclusion : Congestion pulmonaire et broncho-pneumonie à gauche. Péricardite.

Obs. II (Equipe Bardon-Sourice).

S... Pierre, soldat e infanterie, classe 1915.

Blessé le 23 Septembre 1918, à 1 h. 55 du matin.

Diagnostic porté sur la fiche : Plaie pénétrante du thorax, région dorsale gauche, par éclat d'obus.

Intervention à 9 h. 1/2 après réchauffement.

Plaie pénétrante de la région scapulaire gauche.

L'examen radioscopique montre un projectile situé près du rachis à gauche. On se décide à l'extraire immédiatement par le trajet de blessure. Excision cutanéo-musculaire. L'omoplate est perforée sur son bord interne près de son extrémité supérieure. Erosion de l'apophyse transverse de la 2e dorsale. Ligature de l'artère sous-scapulaire. Le projectile ne peut être trouvé. Lavage de la plaie au Mencière. Suture soignée en deux plans. Il faut noter qu'au cours de l'intervention, un peu de liquide spumeux sortit par la plaie.

On pratique une insufflation d'air dans la plèvre (400 cm³), qui donne une pression positive de 1 au manomètre.

Pas de modifications notables du pouls et de la respiration.

Examen radioscopique le 26 Septembre : On constate que le projectile (une grosse fève) se projette à gauche de l'ombre de la colonne vertébrale, au niveau de l'interligne séparant la 7e cervicale de la 1re dorsale. La profondeur par rapport à un repère placé sur la peau, au niveau de l'articulation sterno-claviculaire est de 0,105. Le projectile n'est pas mobile avec les mouvements respiratoires.

Examen du poumon : Transparence un peu diminuée à gauche, au sommet, au hile et à la base. Sinus costo-diaphragmatique libre. Le diaphragme a des mouvements normaux. En résumé, très légère augmentation de la densité du parenchyme pulmonaire, répartie également sur tout le poumon gauche. Le pneumothorax est pour ainsi dire complètement résorbé. Comme les crachats hémoptoïques ont cessé et qu'il n'y a pas de sang dans la plèvre, on ne juge pas utile de renouveler le pneumothorax.

L'état général du blessé est très bon.

Examen radioscopique le 2 octobre : L'opacité du parenchyme pulmonaire dans l'ensemble est plus accentuée que lors du précédent examen, particulièrement au sommet. Il existe des ombres ganglionnaires assez accentuées. La région du hile est obscure. Le sinus costo-diaphragmatique est libre. Les mouvements du diaphragme ont une amplitude et un rythme normaux. Il faut noter qu'au point de vue clinique le blessé présente des signes de bronchite légère. Le blessé est transporté dans un hôpital de l'arrière; il fait un trajet de 60 kilomètres en automobile sans incidents.

Le 15 octobre, nouvel examen radioscopique : Le projectile est vraisemblablement situé dans le parenchyme pulmonaire du sommet gauche, près de l'articulation costo-vertébrale de la 3e côte; sinus costo-diaphragmatique du même côté clair. Champ pulmonaire du même côté normal.

18 octobre : Extraction sous écran du projectile, en passant par le trajet cicatrisé de la blessure. Suites opératoires excellentes.

Obs. III (Equipe Bardon-Sourice).

F... Jean, soldat e infanterie, classe 1916.

Blessé le 25 septembre 1918, par éclat d'obus, à 12 h. 15.

A 14 h. 30, arrive à l'ambulance. Etant agité, on lui fait 2 centimètres cubes de morphine. Le blessé crache du sang.

Diagnostic porté sur la fiche : Plaie pénétrante dorsale droite par éclat d'obus.

Intervention à 15 heures : Plaie pénétrante thoracique par éclat d'obus, sur le bord interne de l'omoplate droite, partie moyenne. Excision cutanéo-musculaire de la plaie. Désinfection et suture soignée en deux plans. On ponctionne en arrière et à droite dans le 8e espace.

Le sang sort avec assez de force : On pratique un pneumothorax (500 centimètres cubes d'air) et on obtient au manomètre une pression positive de 9. Le pouls et la respiration ne sont pas modifiés :

Pouls : 96-92. Respiration 20-24.

A 18 h. 30, on note : température 37°4, pouls 68, respiration 22.

A 19 heures : 1 centimètre cube d'émétine.

26 septembre. L'installation radioscopique étant réparée, on pratique un examen : on trouve un corps étranger métallique de petit volume, mobile avec les mouvements respiratoires, se projetant au niveau de la 6e côte droite, à 4 travers de doigt de l'articulation sterno-costale. A l'examen du poumon, on a une transparence normale au sommet du hile ; la transparence est légèrement diminuée. A la base, la transparence est aussi bien diminuée pendant l'inspiration que l'expiration.

Le sinus costo-diaphragmatique est obscur et encombré par un petit épanchement. La courbure du diaphragme est aplatie et les mouvements ont une amplitude moindre.

En résumé, petit épanchement dans le sinus costo-diaphragmatique droit.

Température, 37°7, 38°2. Respiration 27-27. Pouls 80-88; on décide de ne pas tenter l'extraction du projectile intrapulmonaire, vu sa petitesse.

27 septembre. On retire 50 centimètres cubes de sang noirâtre et très visqueux. On insuffle 400 centimètres cubes d'air. La respiration et le pouls n'en sont pas modifiés. La pression positive au manomètre est de 7 1/2. Les crachats hémoptoïques ont beaucoup diminué. La température est à 37°5, la respiration à 24 et le pouls à 80.

Le 29 septembre, arrêt des crachats hémoptoïques.

Le 2 octobre, on pratique un nouvel examen radioscopique. L'examen du poumon droit offre une différence notable avec celui du 26 septembre. L'ensemble de l'organe offre une transparence normale, presque identique à celle du poumon droit. Le sinus costo-diaphragmatique est entièrement libre. Les mouvements du diaphragme ont un rythme et une amplitude normaux. La distension du poumon se fait bien, ce qui indique l'absence d'adhérences.

Voici comment nous avons procédé dans ces cas. Nous n'avions pas les appareils de Morelli à notre disposition.

Notre ambulance fonctionnait en pleine zone montagneuse et nous n'avions pas de communications pratiques avec la plaine, c'est-à-dire avec le monde civilisé. Pour vider nos hémothorax et pour pratiquer nos insufflations, nous avons utilisé l'appareil de Potain pour les aspirations et une soufflerie de thermocautère pour les insufflations. Nous avons construit un manomètre à eau, analogue à celui de Morelli. Nous n'avons pas pu suivre exatement la technique de Morelli, c'est-à-dire substituer automatiquement de l'air au sang retiré, mais nos cas n'étaient pas graves. L'air insufflé fut filtré à travers un coton iodé disposé dans un petit tube de verre renflé en boule à son milieu.

L'observation 1 donne lieu aux remarques suivantes : on obtint un aplatissement complet du poumon dès la première insufflation avec 300 centimètres cubes d'air. L'orifice d'entrée du projectile fut insuffisamment suturé, d'où augmentation de l'emphysème sous-cutané. L'autopsie montra que le séton pulmonaire était en bonne voie de cicatrisation, les lésions du poumon opposé furent la cause de la mort.

Les observations II et III montrent les bons effets du traitement précoce et complet des blessures parétales. Il n'y eut pas de suppuration; l'emphysème fut évité grâce à la suture en plusieurs plans : plan musculaire profond, plan musculaire superficiel, plan de la peau.

Le pneumothorax amena rapidement la cessation des hémoptysies; l'épanchement, minime il est vrai, ne se reproduisit pas; les troubles de la respiration et du pouls, au moment de l'insufflation d'air sont insignifiants; la radioscopie, dans la suite, montra un jeu pulmonaire parfait et l'absence d'adhérences.

Ces observations montrent également que les indications du manomètre ne sont pas liées étroitement à la quantité d'air envoyée dans la cavité pleurale. Dans l'observation II avec 400 centimètres cubes d'air, on eut 1 de pression, tandis que dans l'observation III, avec 500 centimètres cubes, on eut 9.

L'examen radioscopique permet de suivre exactement l'évolution de la blessure et montre que l'air endopleural se résorbe rapidement.

Morelli fait suivre son ouvrage d'une importante collection d'observations; il en donne 65. Parmi ces 65 cas, il n'eut que 5 décès :

Dans le cas 61, la mort est due à un abcès et à de la gangrène pulmonaire; l'immobilisation du poumon y fut rendue impossible par la présence d'adhérences.

Dans le cas 62, le blessé avait deux larges brèches thoraciques. Le poumon avait été transfixé par un projectile qui avait entraîné des fragments de vêtements. La compression du poumon fut impossible et la formation d'un abcès emporta le blessé.

Dans le cas 63, la mort est due à de la gangrène gazeuse. Le cas 64 parvint à Morelli onze jours après avoir été blessé et porteur d'un hémothorax de 3 400 grammes. Quant au cas 65, il présentait un déplacement du cœur et du médiastin.

Il reste donc 60 cas, où l'on eut une guérison. Je ne reproduirai que les observations qui présentent un intérêt tout particulier.

Obs. IV (Cas 15 de MORELLI).

Hémo-pneumothorax droit par projectile de mitrailleuse.

Blessé à 10 heures, hospitalisé à 13 heures, le 19 août.

On ne relève aucun signe particulier et l'on n'intervient pas.

Le 20, on note de la dyspnée, un pouls à 130 et la présence d'un hémo-pneumothorax. On extrait 1.500 grammes de sang rutilant et on lave la plèvre avec 850 centimètres cubes de chlorosol.

Le 22, on met dans la plèvre 800 centimètres cubes d'air, ce qui porte la pression à zéro. La température maximum fut de 37°6. Ensuite, toujours apyrexie. A la radiographie, le 5 septembre, on ne trouve aucun corps étranger dans le poumon; une petite lame de liquide occupe le sinus costo-diaphragmatique droit antérieur.

Le pneumothorax a beaucoup diminué. L'expansion du poumon est presque complète. On ne voit pas d'adhérences pleurales. Le 20 octobre, la transparence du poumon est normale, aussi bien à droite qu'à gauche. Les mouvements du diaphragme s'exécutent bien. Les sinus costo-diaphragmatiques sont libres. On ne constate pas de corps étrangers dans le poumon. La fonction pulmonaire est parfaite.

L'apparition d'une hémorragie intra-pleurale, le second jour de l'hospitalisation du blessé rend cette observation intéressante.

Obs. V (Cas 4 de MORELLI).

Hémo-pneumothorax droit par shrapnell.

Blessé le 17 août, est hospitalisé à 20 heures.

Plaie borgne du sillon delto-pectoral droit. Emphysème sous-cutané. Hémoptysies.

Le blessé qui a été visité par un autre médecin qui ne crut pas bon d'intervenir, présente le 24 Août un hémothorax notable et un petit pneumothorax. Pas de fièvre. Le malade étant dans de bonnes conditions, on n'intervient pas.

Le 4 octobre, un examen radiologique montre : un épanchement endo-pleural droit. La balle est dans la masse musculaire de la région lombaire droite, à 4 centimètres de profondeur et à 2 centimètres des apophyses épineuses. La température augmente et atteint 38°4. L'épanchement augmente également et les hémoptysies reparaissent.

Le 8 octobre, on intervient et on extrait 2.400 centimètres cubes de liquide hématique et on lave au chlorosol.

Le malade redevient apyrétique; son état est bon; le poumon recommence à respirer mais la thoracentèse ayant été pratiquée trop longtemps après la blessure, on n'a pas de *restitutio ad integrum*. La radiographie montre un diaphragme très peu mobile à gauche et déplacé en haut. La transparence du poumon est diminuée à droite, spécialement à la base. Il y a des adhérences pleurales à la hauteur des 8e, 9e, 10e côtes droites.

De cette observation, il faut retenir et l'apparition très tardive d'un hémothorax abondant et la formation de fausses membranes dues à un épanchement respecté.

Obs. VI (Cas 11 de Morelli).

Hémo-pneumothorax droit par balle de shrapnell incluse.

Blessé le 21 août, à 16 heures, est hospitalisé le 22 à 9 heures.

Présente un orifice d'entrée au 7e espace intercostal, dans l'aisselle droite. Il existe de l'emphysème sous-cutané et de l'hémo-pneumothorax. La ponction exploratrice donne du sang; la thoracentèse ne ramène rien et pourtant il existe une obscurité très nette à la base. Comme il s'est déjà écoulé 20 heures depuis la blessure, il existe déjà de gros caillots. On introduit dans la plèvre 700 centimètres cubes portant la pression de — 2 à + 6. Dans la soirée, l'obscurité augmentant, on insuffle 300 nouveaux centimètres cubes portant la pression de + 6 à + 18. L'hémorragie s'arrête.

Le 26, on retente une thoracentèse et l'on extrait seulement 50 centimètres cubes de sang. La température oscille toujours entre 37°5 et 38°5. Aussi le 4 septembre on refait une thoracentèse dans la région axillaire et on extrait 500 centimètres cubes de liquide séro-hématique. Le blessé s'améliore, mais la fièvre persiste : on refait une thoracentèse le 13 et on extrait encore 500 centimètres cubes de liquide séro-hématique. On lave au chlorosol.

Le 22 apparaissent de légères hémoptysies qui durent jusqu'au 25.

Le 28, l'apyrexie commence.

Le 26 octobre, l'examen radiographique donne : poumon droit diminué de transparence en haut, opaque à la base. Le diaphragme est peu mobile à droite. La balle de shrapnell est à la hauteur de la 12e côte droite.

En résumé : il s'est formé rapidement des caillots qui ont provoqué une réaction de la plèvre se traduisant par un épanchement séreux. Pas de déformation thoracique, si l'on excepte une légère dépression à la région sous-claviculaire. On note une diminution de la respiration dans la région antérieure droite.

Cette observation montre les inconvénients résultant de la présence de caillots sanguins dans la plèvre ; la réaction de la plèvre sera évitée, si comme le recommande Morelli, on a soin d'effectuer de petits lavages de la cavité après les thoracentèses.

Obs. VIII (Cas 53 de Morelli).

Hémothorax droit ouvert par balle de shrapnell. Empyème.

Blessé le 22 août, vers 5 heures, hospitalisé à 19 heures.

Présente un trou béant, de 1 centimètre de large, sur la ligne para-sternale droite, dans le 5e espace intercostal.

Il existe une dyspnée intense; le pouls est à 90. Du trou de la blessure sort un litre de sang; on le ferme avec un ballonnet.

Le 23, il sort encore de la blessure un 1/2 litre de liquide hématique et légèrement putride.

Le 24, l'hémorragie étant arrêtée, on remplace le ballonnet de l'hémothorax par un ballonnet à empyème. On extrait facilement la balle que l'on trouve dans le 6e espace, au niveau de la ligne axillaire postérieure.

On lave la plèvre au chlorosol jusqu'à ce que l'on commence l'aspiration du poumon. La température qui atteignait chaque jour 38°5 tombe rapidement et se maintient au-dessous de 37°5. Le malade s'améliore vite, bien que son cas soit très grave et bien que le drainage soit placé au niveau du 5e espace sur la ligne para-sternale. La fermeture de la blessure est obtenue en 50 jours, sans aucune déformation du thorax.

La fonction pulmonaire redevient parfaite. La radiographie donne : diaphragme à droite avec mouvements diminués, repoussé un peu en haut, ayant des irrégularités dans sa courbure. A la base droite, la transparence est diminuée, spécialement en dehors.

Obs. VIII (Cas 57 de Morelli).

Hémo-pneumothorax ouvert gauche, par balle de shrapnell. Abcès pulmonaire.

Blessé le 20 août à 8 heures. Hospitalisé à 19 heures. Le

projectile est entré dans l'aisselle, au niveau de la 5e côte, à gauche; il se trouve sous la peau, au niveau de la 11e côte, sur la ligne para-vertébrale; on l'extrait; il est enveloppé d'étoffe qui évidemment a traversé tout le poumon; dans les efforts de la toux, de l'air sort de la blessure antérieure. Emphysème sous-cutané notable; hémoptysies. Avec difficulté, à cause d'adhérences pleurales, on introduit dans la plèvre 800 centimètres cubes d'air. Le 21 août, on en introduit 100 autres. La température oscille entre 37°5 et 38°5.

Le 27, les hémoptysies continuent et on insuffle dans la plèvre 400 centimètres cubes d'air.

Le 5 septembre, vomique avec rejet d'une grande quantité de pus non fétide. La température atteint 39°3.

Le 6, on évacue 300 centimètres cubes de liquide hémo-purulent et on lave la cavité pleurale au chlorosol. Le pus contient des staphylocoques.

Le 7, on introduit dans la plèvre 400 centimètres cubes d'air, portant la pression à + 14 pour venir à bout de l'abcès qui s'est constitué. La compression du poumon s'obtient difficilement à cause des adhérences. Il faut noter qu'auparavant, le malade avait eu une fracture de clavicule.

Le 11, on réinsuffle 400 centimètres cubes d'air reportant la pression à + 14. Les conditions du poumon s'améliorent et l'on marche vers l'apyrexie. Tout à coup, le 19, se déclare une diarrhée sanguinolente avec température de 40°; les symptômes pulmonaires augmentent.

Le 21, le 22 et le 25, on introduit 400 centimètres cubes d'air dans la cavité pleurale; la température qui, dans ces jours, atteignait 40°, commence à descendre. Les symptômes de l'abcès diminuent; le malade s'améliore nettement.

Le 25 octobre, un mois après, il est évacué en de bonnes conditions.

CONCLUSIONS

De cette étude, nous retiendrons les conclusions suivantes :

1° Au poste de secours de bataillon ou de régiment, le ballonnet de Morelli doit être utilisé au même titre qu'un appareil de fracture; on transformera ainsi les thorax ouverts en thorax fermés, ce qui diminuera la mortalité immédiate.

2° Le rôle de l'ambulance de triage est tout d'abord de vérifier la fermeture donnée par le ballonnet; il y a lieu ensuite de créer dans la plèvre une pression positive pour empêcher le poumon de saigner pendant le transport.

3° Le blessé arrivé à l'ambulance de traitement sera reposé et réchauffé; il sera opéré suivant la méthode de P. Duval.

4° S'il se produit plus tard un empyème, après thoracotomie, on suivra la méthode de Morelli (Lavages de la plèvre, aspiration).

5° Le pneumothorax de Morelli doit être considéré comme un bon mode d'hémostase et non comme un mode complet de traitement.

BIBLIOGRAPHIE

Achard et Welter. — Gangrène pulmonaire développée tardivement après une blessure de guerre (*Société Médicale des Hôpitaux de Paris*, Nos 21, 22,-16 Juin 1916.)

Arrou. — Traitement opératoire des pleurésies purulentes. (*Société de Chirurgie de Paris*, 2 Mai 1917).

Attalo-Muggia. — Le pneumothorax de Forlanini dans l'hémothorax abondant des blessures du poumon. (*Bulletin des sciences médicales*, Février 1917 publication italienne).

Augé. — Statistique concernant 121 plaies de poitrine (Réunion médico-chirurgicale de la 5e armée du 8 Janvier 1916. Compte-Rendu. *Presse Médicale*, 13 Mars 1916).

Barnsby. — A propos du traitement chirurgical immédiat des plaies du poumon. Quatre observations de thorax non fermés. (*Société de Chirurgie de Paris*, 11 Juillet 1917).

— Résultats obtenus dans 45 jours dans un centre chirurgical avancé. (*Société de Chirurgie de Paris*, 28 Novembre 1917).

— *Communication* au 27e Congrès français de chirurgie, Octobre 1918. A propos de l'extraction des projectiles intra-thoraciques.

Barthélemy. — Rapport Hartmann. Evolution, traitement, suites éloignées des plaies de poitrine. (*Société de chirurgie de Paris*, 23 Janvier 1918).

Baudet. — Discussion sur les plaies de poitrine (*Société de chirurgie de Paris*, 27 Janvier 1915).

Bellot. — Anesthésie locale, pneumothorax opératoire pour extraction de projectiles intra-pulmonaires par thoracotomie. Six observations intégrales (*Archives de Médecine et de pharmacie navales*. N° 12. Décembre 1916).

Bergasse. — Quelques remarques sur six mois de fonctionnement d'un hôpital d'évacuation (*Presse Médicale*, n° 16, 15 Avril 1915).

Bernard Léon. — Le pneumothorax artificiel dans le traitement de la tuberculose pulmonaire (*Actualités médicales*).

Binet-Masmonteil. — Sur l'extraction des projectiles intrathoraciques (*Société de Chirurgie de Paris*. 10 Janvier 1917).

Bloch. — *Traitement chirurgical des épanchements suppurés de la plèvre par la stérilisation et la fermeture secondaire de la cavité après pleurotomie* (Thèse de Paris, 1918).

Bonomo, Général médecin-inspecteur italien. — Thérapeutique pneumo-thoracique des blessures pénétrantes par armes à feu de la poitrine (Conférence chirurgicale interalliée 11 Mars 1918. *Archives de Médecine et de Pharmacie militaires*, n° Août-Septembre-Octobre-Novembre 1918).

Bradford. — The gunshot wounds of the chest (*The Lancet*, 29 Janvier 1916).

Bradford et Elliott. — Hœmothorax (*The British journal of surgery*. Octobre 1915).

Braquehaye. — Réunion médicale de la 6e Armée du 17 Mai 1915 (Compte-Rendu. *Presse Médicale*, n° 28, 24 Juin 1915).

Chevrier. — Etude sur le drainage de la plèvre. Traitement de choix des pleurésies purulentes (*Presse Médicale* 1919, n° 2).

Combier et Hertz. — Rapport Tuffier. Traitement précoce des épanchements septiques de la plèvre consécutifs aux plaies de poitrine. Méthode Depage-Tuffier (*Société de chirurgie de Paris*, 25 Juillet 1917).

Combier et Murard. — De l'intervention directe immédiate sur le poumon dans les plaies de chirurgie de guerre. (*Société de chirurgie*, 29 Novembre 1916).

Conférence chirurgicale inter-alliée Novembre 1917. — Modifications aux conclusions des deux premières sessions. VIII, plaies de poitrine (*Archives de Médecine et de Pharmacie Militaires*, Novembre 1917).

Constantini et Vigot. — Siphonage et stérilisation de la plèvre. (*Paris Médical*, 1918, n° 4).

Cotte. — La gravité des plaies pénétrantes de poitrine et leur traitement opératoire. (*Bull. Société de chirurgie de Paris*, n° du 26 Décembre 1916.)

Crocket. — *The Glasgow medical Journal.* A propos du pneumothorax artificiel (Août 1917, n° 2).

Dauriac. — L'aspiration continue dans les pleurésies purulentes. *Académie de Médecine*, 7 Août 1917).

Debaisieux. — Extraction précoce des projectiles intra-pulmonaires. Cinq observations. (*Société de chirurgie de Paris*, 9 Janvier 1918).

Dehau et Roux. — De l'emploi de l'oxygène dans le traitement des pleurésies purulentes consécutives aux plaies du thorax. (*Paris Médical*, n° 46, 11 Novembre 1916).

Delaunay. — Antisepsie pulmonaire dans les plaies pénétrantes du thorax (méthode expectante et traitement médical). (*Bulletin médico-chirurgical du Mans et de l'Ouest*, Juillet-Août 1917).

Delbet. — Discussion à propos du siphonage de la plèvre. (*Société de chirurgie*, 2 Mai 1917).

Delore et Arnaud. — Traitement des plaies pénétrantes de poitrine. (*Lyon chirurgical*, Mars-Avril 1917).

Delorme Médecin-inspecteur. — *Précis de chirurgie de guerre*, 1914.

Denécheau. — La suite éloignée des blessures pleuro-pulmonaires par projectiles de guerre. (*Presse Médicale*, n° 42, 27 Juillet 1916.

Depage. — Plaies de poitrine. Tampons à la Mickulicz pour obturer les brèches thoraciques très larges. *Société de chirurgie de Paris*, 17 Mars 1915.

Depage et Jansenn. — A propos du traitement immédiat des plaies du thorax. Statistique de l'ambulance « Océan » à la Panne. *Société de chirurgie de Paris*, 20 Décembre 1916).

Depage et Tuffier. — Traitement des suppurations pleurales spontanées ou traumatiques, après pleurotomie, par la stérilisation de la plèvre et suture de la plaie opératoire. (*Société de chirurgie de Paris*, 21 Mars 1917).

Desjardins. — A propos des plaies pénétrantes de poitrine. Réunion médicale de la 4e armée du 30 Juillet 1915. (Compte-rendu. *Presse médicale*, 12 Août 1915).

Devraigne. — Les plaies par crapouillot. (*Presse médicale*, 29 Juin 1915).

Doche. — Projectiles intra-thoraciques. Réunion médico-chirurgicale d'armée. (Compte-Rendu. *Presse médicale*, ne 5 du 22 Janvier 1917).

Dufourmentel. — Rapport Tuffier. Hémorragies tardives graves après des plaies du poumon. (*Société de chirurgie de Paris*, 31 Mars 1915).

Dupont et Kendirdjy. — Les plaies pénétrantes de poitrine en chirurgie de guerre. Rapport Baudet. (*Société de chirurgie de Paris*, 23 Décembre 1914).

Duval Pierre. — Extraction des projectiles intra-pulmonaires. (*Société de chirurgie de Paris*, 10 novembre 1915).

— Quelques observations de chirurgie d'urgence dans les plaies de guerre du poumon à l'Auto-Chir. 21. (*Société de chirurgie de Paris*, 15 novembre 1916).

— Gravité des plaies de poitrine et leur traitement opératoire. Rapport sur les travaux de Debeyre, Arnal, Dupouchel (*Société de chirurgie de Paris*, 13 décembre 1916).

Duval (Pierre). — Discussion sur les indications de la thoracotomie pour arrêter les hémorragies dans les plaies de poitrine (*Société de Chirurgie de Paris*, 7 février 1917).

— Rapport sur neuf observations de traitement immédiat de plaies pulmonaires (Vielle, Ravery, Perriol, Lefèvre). (*Société de Chirurgie de Paris*, 13 juin 1917).

— Plaies pénétrantes de poitrine. Conférence chirurgicale inter-alliée. 5 novembre 1917. Séance du soir (In *Archives de Médecine et de Pharmacie militaires*. N° janvier-février 1918 page 118).

— *Les plaies de guerre du poumon*, Masson 1917.

— Traitement chirurgical des plaies pulmonaires. Rapport sur 21 interventions communiquées par Hertz (13). Vielle (7), Tanton (1). (*Société de chirurgie de Paris*, 12 décembre 1917).

Duval Pierre et Vaucher. — Statistique de plaies pulmonaires de guerre. Résultats de l'intervention précoce en dehors de toute urgence. (*Société de chirurgie de Paris*, 12 décembre 1917).

Fiolle. — Le traitement opératoire des plaies de poitrine dans les ambulances. (*Journal des praticiens du* 18 août 1917.

Fiolle et Delmas. — A propos de l'extraction des projectiles intra-pulmonaires. *Communication* au 27e Congrès français de chirurgie, octobre 1918.

Foisy. — Les plaies de poitrine. *Collection de la pratique de la chirurgie de guerre aux Armées*. Vigot éditeur

Forgue. — *Traité de Pathologie externe*, Collection Testut.

Froëlich. — Les plaies thoraciques par projectiles de guerre. Société de Médecine de Nancy. 7 juillet 1915. (Compte-rendu. *Presse Médicale*, 30 décembre 1915).

Fuster. — Sur les plaies de poitrine. Réunion chirurgicale de la 5e Armée du 8 janvier 1916. (Compte-Rendu, *Presse Médicale* du 13 mars 1916).

Gasquet. — Traitement chirurgical des plaies de poitrine. *Presse Médicale*, N° 21, 13 avril 1916.

Gatellier et Barbary. — La mortalité dans les plaies de poitrine. *Bulletin de la Société de Chirurgie* du 27 février 1917.

Grégoire. — Les indications de l'intervention opératoire dans les plaies du poumon. (*Société de chirurgie de Paris*, 27 février 1918).

— Résection partielle du poumon pour un abcès développé autour d'un projectile (*Société de chirurgie de Paris*, 31 juillet 1918).

Grégoire et Courcoux. — *Plaies de la plèvre et du poumon* (Collection bleu horizon).

Grégoire, Courcoux et Gross. — L'intervention hémostatique chez les blessés de poitrine (*Société de chirurgie de Paris*, 17 février 1917).

Gross. — Fonctionnement de l'auto-chir. 12 pendant la bataille de V. (*Archives de Médecine et de Pharmacie militaires*. Octobre 1916).

Hartmann. — Discussion sur les indications de la thoracotomie pour arrêter les hémorragies dans les plaies de poitrine (*Société de chirurgie de Paris*, 7 février 1917.

Hayem. — Notes sur le traitement des plaies de poitrine à l'avant (*Presse médicale*, n° 61, du 1er novembre 1917).

Heitz-Boyer. — Essai sur les indications opératoires dans la zone des armées. (*Société de chirurgie de Paris*, 21 juillet 1915).

Latarjet. — Discussion sur les indications de la thoracotomie pour arrêter les hémorragies dans les plaies de poitrine. (*Société de chirurgie de Paris*, 7 février 1917).

Launay. — Évolution des plaies de poitrine (*Société de chirurgie de Paris*, 6 février 1918).

Lefèvre et Paschoud. — Rapport Pierre Duval. — Trois observations de plaies de poitrine (*Société de chirurgie de Paris*.

Le Fort. — Technique de l'extraction des corps étrangers du médiastin. De la voie transpleurale par volet antérieur à charnière externe et de quelques autres procédés. Résultats opératoires (*Société de chirurgie de Paris*, 3 janvier 1917).

Lemaitre. — Quelques réflexions sur les plaies pénétrantes du thorax. Réunion médico-chirurgicale de la 5e armée. Compte-Rendu (*Presse médicale*, 13 mars 1916).

Lenormant. — Pathologie chirurgicale des neuf agrégés.

— Discussion sur les plaies pénétrantes de poitrine (*Société de chirurgie de Paris*, 3 février 1915).

— Quelques observations de projectiles enlevés par thoracotomie (*Bulletin de la Société de chirurgie de Paris*, 15 mars 1916).

Luigi-Longo. — La toracentese nell' emotorace per ferite del pulmone (*Il Policlinico*, 1er avril 1917).

Maillet. — A propos de 122 cas de plaies de poitrine. Réunion médico-chirurgicale de la 10e Armée (Compte-Rendu. *Presse médicale*. N° 55, 11 Novembre 1915).

Maisonnet. — Considérations cliniques et thérapeutiques sur les plaies de poitrine en chirurgie de guerre. Réunion médico-chirurgicale de la 5e Armée du 8 Janvier 1916 (Compte-Rendu *Presse médicale*, 13 Mars 1916).

— Rapport Hartmann. Considérations sur le traitement des plaies de poitrine dans la zone de l'Avant (*Société de chirurgie de Paris*, 14 février 1917).

Marion. — De l'extraction des projectiles intra-pulmonaires (*Presse médicale*. N° 43, 16 septembre 1915).

Margoulès Kopp. — *Contribution au traitement chirurgical de l'empyème. L'anesthésie du nerf au point d'émergence* (Thèse de Paris, 1914-1915).

Martel (de). — *Traitement opératoire des hémorragies immédiates consécutives aux plaies du poumon* (Thèse de Paris, 1906-1907, N° 320).

Moiroud. — Contribution à l'étude des plaies de poitrine.

Rapport Tuffier (*Bulletin de la Société de chirurgie de Paris*, 18 Mai 1915).

Moiroud et Vignes. — *Index de chirurgie de guerre.* Les plaies de poitrine (Maloine).

Monprofit. — Conférence à la Société de l'Internat (In *Gazette des Hôpitaux*, 1er Mars 1913. N° 25).

Morelli. — *La cura delle ferite toraco-polmonari* (Bologna, 1918. Capelli editore).

— *Conferenze di medicina et chirurgia di guerra.* Intendenza III Armata. Direzione di Sanita (Roma. Tipografia Enrico Voghera, 1917).

Morriston Davies. — *The Lancet*, 29 Janvier 1916.

Mouchet. — L'extraction des projectiles intra-pulmonaires. Réunion médico-chirurgicale de la 5e Armée (Compte-Rendu. *Presse Médicale*, 25 Septembre 1916).

Mouchet et Toupet. — Eclat d'obus dans le poumon gauche. Pyo-pneumothorax fistulisé au niveau de la région deltoïdienne postérieure (*Paris Médical*, 1er Semestre 1917, p. 134).

Ombredanne et Ledoux-Lebard. — *Localisation et extraction des projectiles.* Collection Bleu horizon.

Ombredanne. — *Précis de Pathologie externe* (Gilbert et Fournier).

Pauchet. — Traitement des corps étrangers du poumon (*Presse médicale*, 20 Novembre 1916).

— Plaies de poitrine (plèvre et poumons) (*Presse médicale*. N° 83, 19 Avril 1917).

Perrin. — A propos de l'extraction des projectiles intra-pulmonaires. (*Communication* au 27e Congrès français de chirurgie. Octobre 1918).

Petit. — Rapport Tuffier. 16 cas de fistules pleurales après pleurésie purulente désinfectées au Dakin et suturées secondairement (*Société de chirurgie de Paris*, 15 Janvier 1919).

Phélip et Policard. — Quelques remarques à propos des plaies pénétrantes de poitrine par projectiles de guerre.

Réunion médicale de la 6e armée (Compte-Rendu, *Presse Médicale*, 2 Septembre 1915).

Picqué (R.), Dupérié. — Etude clinique, cytologique et thérapeutique sur les blessures de poitrine dans une ambulance de l'avant. (*Société de Chirurgie de Paris*, 2 Août 1916).

Pierry. — Les plaies pénétrantes de poitrine par projectiles de guerre. Le syndrome hémo-pleuro-pneumonique. (*Presse Médicale* n° 25. 3 Juin 1915).

— Les indications des extractions des projectiles intrapulmonaires. (*Presse Médicale*, n° 35. 22 Juin 1916).

— Le poumon de guerre. *Revue générale de pathologie de guerre* (fascicule V, 1917. Vigot).

Potherat. — Hémothorax. Réunions médicales de la 4e armée. Comptes-Rendus. (*Presse Médicale*, 12 Août 1915 et 7 Août 1916).

— Pleurésies purulentes traumatiques. Réunion médicale de la 4e armée. 21 Avril 1916. (Compte-Rendu, *Presse Médicale*, 3 Juillet 1916).

— Discussion sur le traitement des plaies de poitrine. (*Société de chirurgie de Paris*, 28 février 1917).

Proust. — Considérations sur quelques plaies de guerre après six mois de campagne. (*Presse Médicale*, n° 10. 11 Mars 1915).

Quénu. — Discussion sur le traitement des pleurésies purulentes. (*Bulletin Société de Chirurgie de Paris*, 8 mai 1917).

Rastouil. — Rapport Mauclaire. Abcès du poumon autour d'un éclat d'obus et autour de débris vestimentaires (*Société de chirurgie de Paris*, 12 décembre 1917).

Rémond et Glénard. — Plaies pénétrantes de poitrine par blessures de guerre. (*Paris Médical*, 6 Novembre 1915).

Reverchon. — *Annales de Médecine*, Janvier-Février 1917.

Richard. — *Extraction primitive des projectiles intra-pulmonaires* (Thèse de Paris, 1917-1918. N° 56).

Rouvillois, Guillaume Louis. — Traitement des plaies de poitrine en chirurgie de guerre (*Société de chirurgie de Paris*, 21 Mars 1917).

Rouvillois, Pédeprade, Guillaume Louis, Basset. — Etude anatomo-clinique et thérapeutique sur les blessures de poitrine en chirurgie de guerre (*Société de chirurgie de Paris*, 29 Novembre 1916).

Roux-Berger. — Plaies de la plèvre et du poumon par projectiles de guerre (*Lyon chirurgical*, Janvier-Février 1918).

— Le danger des opérations tardives et incomplètes dans les plaies de la plèvre et du poumon par projectiles de guerre (*Presse médicale.* N° 30, 30 Mai 1918).

— 4 nouveaux cas de pleurectomie totale pour infection pleurale avec pachypleurite (*Lyon chirurgical*, Mai-Juin 1918).

— Le traitement des grandes cavités pleurales. Désinfection, pleurectomie, pneumopexie (*Presse médicale.* N° 10, 20 Février 1919).

Roux-Berger et Policard. — Infection de la plèvre dans les plaies de poitrine. Le traitement des suppurations anciennes avec pachypleurite par la pleurectomie (*Lyon chirurgical*, Novembre-Décembre 1917).

Saint-Aude. — *Le poumon aux tranchées* (Thèse de Paris, 1917-1918. N° 63).

Séguier. — *Résultats immédiats des plaies pénétrantes du thorax dans une ambulance du front* (Thèse de Paris, 1914-1915).

Schmid. — Discussion sur les plaies de poitrine (*Bulletin de la Société de chirurgie de Paris*, 9 Février 1915).

Schwartz. — La chirurgie dans les ambulances de l'Avant (*Paris médical.* N° 51, 1914-1915. Tome XV).

— Traitement des plaies de poitrine dans les ambulances de l'Avant (*Paris médical*, 1er Semestre 1917, p. 235).

— *Technique opératoire des Prosecteurs de la Faculté de Paris. — Thorax et membre supérieur.*

Sencert. — Extraction immédiate des corps étrangers du

poumon (*Société de chirurgie de Paris*, 25 Avril 1917).

Sencert et Le Grand. — De l'extraction primitive des projectiles de guerre (*Lyon Chirurgical*, Juillet-Août 1916).

Soubeyraut et Trillat. — Plaies pénétrantes de poitrine. (*Société de Chirurgie de Paris*, 13 Mars 1918).

Souligoux. — Discussion sur les plaies de poitrine. (*Bulletin Société de Chirurgie de Paris*, 27 Février 1917).

Thévenot. — Plaies de poitrine. Réunion médicale de la 5e armée du 2 Juin 1916. (Compte-Rendu. *Presse Médicale*, 24 Juillet 1916).

— (Rapport Tuffier). — Suture des plaies de poitrine dans les cas de traumatopnée. (*Société de Chirurgie de Paris*, 29 Novembre 1916).

Thévenot et Dumarest. — De l'évolution spontanée et du traitement des plaies de poitrine par projectile de guerre. (*Lyon chirurgical*, 1er Octobre 1915).

Tillaye. — Plaies de poitrine. Réunion médico-chirurgicale de la 10e armée du 27 Août 1915. (Compte-Rendu. *Presse Médicale*, 11 Octobre 1915).

Toussaint. — Contribution à l'étude des plaies de poitrine en chirurgie de guerre. (*Bulletin Société de chirurgie de Paris*, 2 Février 1915).

— Sur le traitement de l'empyème consécutif aux plaies de poitrine par armes à feu. (*Société de Chirurgie de Paris*, 28 Mars 1917).

Troude. — Communication à la réunion médicale de la 6e armée. Novembre-Décembre 1915. (Compte-Rendu. *Presse Médicale*, 14 Février 1916).

Tuffier. — Discussion sur les plaies de poitrine. (*Bulletin de la Société de Chirurgie de Paris*, 27 Février 1917).

— Hémothorax à répétition. (*Société de Chirurgie de Paris*, 23 Janvier 1918).

— Rapport sur un travail de Desmarest. Plaies des poumons avec suppuration pleurale par mise en liberté d'un fragment important de parenchyme pulmonaire. (*Bulletin* de la *Société de Chirurgie de Paris*, 29 Janvier 1918.

Tuffier. — Le service chirurgical dans la dernière offensive de l'Aisne. (*Académie de Médecine*, 5 Février 1918).

— Traitement des épanchements purulents de la plèvre. (*Presse Médicale*, n° 54, 26 Septembre 1918).

Viannay. — La chirurgie de l'avant au début de la 4e année de guerre. (*Lyon chirurgical*, n° 6, Novembre-Décembre 1917).

— A propos de l'extraction des projectiles intra-pulmonaires. (*Communication* au 27e Congrès français de chirurgie).

Violet. — Thèse de Lyon, 1903-1904.

Walther. — Discussion sur les plaies de poitrine. (*Bulletin de la Société de Chirurgie de Paris*, 18 Janvier 1915).

Weil P.-Émile. — Traitement de la gangrène pulmonaire par le pneumothorax artificiel. (*Paris-Médical*, n° 9, 1er Février 1919).

Weiss et Gross. — Notes de chirurgie de guerre. (*Société de Chirurgie de Paris*, 27 Janvier 1915).

Weitzel. — Blessures pénétrantes du thorax. Réunion médicale de la 4e armée du 30 Juillet 1915. (Compte-Rendu. *Presse Médicale*, 12 Août 1915).

ADDENDA NON CLASSÉS

Stivelmann. — Les dangers du pneumothorax artificiel (*New-York medical Journal*). Analyse. *Presse Médicale*, n° 14, 1919, page 132.

Caussade. — Action des hypochlorites de Soude sur les fausses membranes pleurales. *Société de Thérapeutique*, 12 Mars 1919.

Beau-Tapie. — Sur 11 cas de suture pulmonaire pour plaie de guerre du poumon. *Journal de Médecine de Bordeaux*, 15 Février 1919.

L. Lougo. — Traitement des blessures de guerre du poumon par le pneumothorax. *Clinica chirurgica*. Janvier 1919. Analyse. *Presse Médicale*, n° 19, 1919, page 180.

Marinaci. — Plaies de poitrine. *Ibidem*.

Giordano. — Technique de la thoracentèse et du pneumothorax artificiel dans les plaies du poumon. *Il Policlinico*. Analyse, *Presse médicale*, n° 23, 1919, page 221.

Roux-Berger. — Article sur les plaies de la plèvre et du poumon, in *Leçons de chirurgie de guerre* des médecins du Centre de Bouleuse.

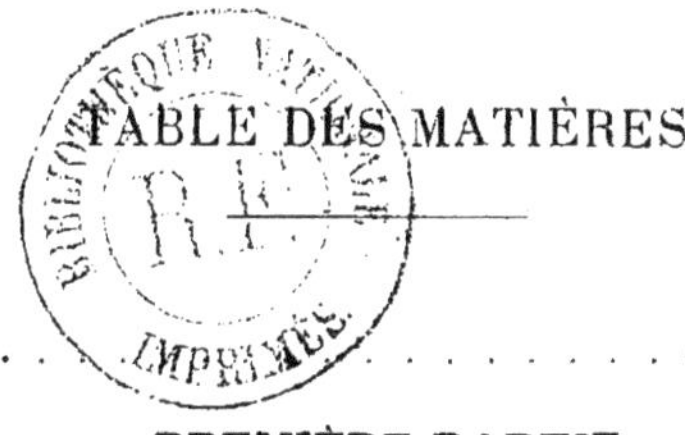

TABLE DES MATIÈRES

Coulommiers. — Imp. DESSAINT et Cie.

www.ingramcontent.com/pod-product-compliance
Ingram Content Group UK Ltd.
Pitfield, Milton Keynes, MK11 3LW, UK
UKHW020924180726
13838UKWH00002B/735